U0200997

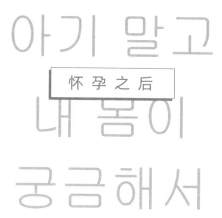

怀孕之后

【韩】禹娥焕 著

张绮蓝 译

北京日报出版社

写给我心爱的女儿妍秀和丈夫成植

序言

怀孕，

不仅仅是孕吐和肚子变大这两件事

"你有没有孕吐啊？"

周围的人看到我日益鼓起的肚子，总是习惯性地这样问上一句。就像是"打地鼠"游戏中的地鼠一样，这个问题时不时地就会探出头来，钻进我的耳朵里。这些提问的人，有的是出于对我近况的好奇，有的则不过是顺口问候一句，当然，也有人是真正出于对我身体的担心。不过，在众多提问者当中，真正的关注点落在"怀孕"这件事本身的，几乎没有。

早在学生时代，我们便从课本中学习了精子与卵子如何结合，了解了生命诞生的神秘过程。也就是从那一刻开始，"拥有孩子是多么幸福的事情"这句话就深深地刻在我的脑海之中，继而在漫长的人生历程中逐渐融入我的观念。然而，当我自己成为孕妇，亲身经历了怀孕的整个过程之后，才逐渐明白，孕育一个新生命可不是"幸福"或者"神秘"就可以简单概括的。

怀孕就像剥洋葱，每剥开一层就会露出新的模样，我的身体每一天都呈现出不同的面貌，这种感觉我从未有过。青春期的时候，稍不注意，正在发育的胸部被碰到就会传来剧痛，但是过一会儿就会逐渐消失；宿醉后的第二天早晨，咬牙忍一忍，适应了胃里的翻涌，就不会晨吐；走在严冬结冰的路面，不小心摔了个屁股蹲儿，一开始尾椎骨难以忍受的刺痛感，也能在不久之后逐渐消散。然而，怀孕的痛楚不同于以上任何一种。除了熟悉怀孕的感觉直到分娩外，别无他法。在我怀孕期间，肚子里的胎儿没有出现任何异常。然而，就是在这样所谓"顺利怀孕"的过程中，我却经历了无数折磨：头痛、消化不良、失眠、便秘、鼻炎，甚至尿失禁，每一样都令我痛苦不堪，就像是在剥洋葱一样，从剥下第一层开始，眼泪就止不住地流。

为什么我的身体会发生这样的变化呢？对此我十分好奇。但是有关怀孕的书籍中，大部分都是记录胎儿的成长过程，真正介绍孕妇身体和精神变化的可靠书籍并不多。即便是去询问医生，得到的答复也永远是：

"这是怀孕的正常现象。"

怀孕之后

我的身体出现了多处不适，明明生病了，然而负责为病人解除痛苦的医生却告诉我，这一切都是"正常"的。怀孕过程中，究竟什么是"正常"？"正常"与"不正常"之间的界限又在哪里呢？我抑制住了打破砂锅问到底的冲动，因为答案是明摆着的，那就是孕妇腹中的胎儿有无异常。

在众人眼中，我作为一名孕妇，目标就只有一个，那就是平安产下婴儿。除此之外，其他所有的事情都是无关紧要的。严重的孕吐可能会导致新生儿体重过轻，医生就会建议服用没有副作用、比较安全的止吐药（现代医学万岁），而孕妇常见的关节痛和腰痛，由于对胎儿没有什么特别的影响，也就没有专门的药物或治疗方法（现代医学能做些什么）。在医学研究当中，有关"怀孕对女性的影响"的研究更是少之又少。

女人的怀孕期，难道真的只是生小孩之前的"分娩预备期"吗？对于孕妇来说，280 天左右的妊娠期，同样也是自己珍贵人生的一部分。如果医生，甚至全社会都能和我们站在一起，共同努力，寻找让妊娠期少一些痛苦、多一些欢乐的方法，不是更好吗？

人类对自己了解得太少，有限的时间和精力，需要用来解决各种问题（即便我们都不知道究竟由谁来决定优先解决哪些问题）。

然而在现阶段，孕妇的很多身体变化并不会对胎儿造成伤害，于是人们便不会投入人力和财力来研究和解决这些问题。

在我们生活的世界里，孕妇面临的一切苦痛好像都是理所应当的，或者说是别无他法的。就连专业的医生都告诉孕妇："只要平安把孩子生下来就好了。"而作为怀孕主体的我们呢？我们所经历的一切都不会被记录，我们所做的一切努力和牺牲都会自然而然地被抹去。如果一个孕妇在他人面前叫苦叫累，大多时候得到的不是安慰，而是嘲讽："每个女人都会经历这些，又不是只有你一个人这样。"

就是在这样的大环境中，孕妇们"哑巴吃黄连，有苦说不出"，而网络上的孕妇论坛，就成了孕妇们寄托心灵的场所。大家相互诉说，相互汲取经验，相互鼓励。在那里，可以得到"你不是一个人"这样的小小安慰。大家分享在医院中得到的信息，就像是学生分享新学到的知识一样认真。然而，这些信息对于眼下正在经历的身心折磨来说，并没有多大的帮助。孕妇们很难判断周遭的消息哪些是正确的，哪些是错误。在扑面而来的信息前，孕妇们常常感到混乱和无助。

当我知道自己怀的是一个女宝宝之后，心里五味杂陈。我希望我的宝贝女儿妍秀在成年之后和我一样拥有成为母亲的经历，

怀 孕 之 后

拥有和自己子女见面的机会。但是，我又不想让她再经历我所经历过的痛苦。想要避免这样的事情发生，需要整个社会对怀孕生子这件事，以及对孕妇本人的态度有所改进。即便以后我的宝贝妍秀选择不婚或是不育，我也希望她能成为一个理解孕妇，一个为更好的大环境而努力的社会成员。

正是出于上述种种原因，我开始了这本书的写作。在怀孕期间，我的身体为何会发生这样的变化？所谓"正常"的身体为何会如此痛苦？科学家对于怀孕做了哪些研究？人们用什么眼光看待孕妇？社会上流传的关于怀孕的种种信息是科学事实吗？我一边学习摸索，一边写作。怀孕期间，我把胎教抛在脑后；生产之后，我都是等孩子睡着再继续工作，在电脑前独自度过一个又一个深夜。我希望有更多的人加入我的队伍，因为孕妇的经历实在是太复杂、太多面了，即便曾作为孕妇，我对这些也了解甚少。

无论是正在备孕的人，还是在怀孕期间因突然的身体变化而感到羞耻、孤独、绝望的人，或是想要理解孕妇并和她一起走下去的人，还有像妍秀一样年纪尚小的女孩们……希望我的这些记录能够对他们有所帮助。

2019 年夏
禹娥焕

目录

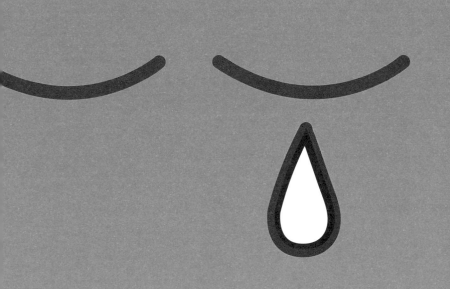

生平第一次怀孕，以生化流产结束

生化妊娠

绝望笼罩整个身体，头上的冷汗一滴滴掉落。公司洁白的卫生间里，只有我一个人呆呆地站着。心脏在猛烈地跳动着，我甚至能清晰地听到自己的心跳声。血！鲜红的血！如果流出的是褐色的血，那基本可以判定是所谓的"着床血"，也就是胚胎在子宫壁安全着床时刺破血管所流出的血，由于好几天在子宫或阴道内未被排出，血液氧化后会变成褐色。但是，我流出的是鲜红的血，这意味着此时此刻，我的体内正在出血。哗哗！血仍旧不停往外冒。我好像明白了，是流产。

*

在结婚还不到一年的时候，我就给自己的最佳生育年龄算了笔账。无论如何，我也要在 4 月之前怀孕，这样才能保证我在 30 岁之前生下宝宝。当时的我对于怀孕几乎一无所知，我所了解的仅限于"精子和卵子相遇"而已。为了更好地备孕，我加入了一个以孕产为主题的女性网络论坛。我完全不知道该浏览些什么，于是就随便点进了"备孕专栏"。从此，我就像是"刘姥姥进大观园"，开启了人生的新大门。

拥有超过 200 万会员的大论坛就是不一样啊，人家从措辞开始就和我不同。比如，早孕试纸在这里简称为"孕测纸"，排卵试纸则称为"卵测纸"；备孕期算好日子和丈夫同房，在这里则被称为"做作业"。为了尽快怀孕，我几乎每天都在浏览这个专栏里的留言，但并没有得到什么有用的信息，最后还是自己根据常识开始备孕。由于我的月经周期比较规律，所以我一般在月经来潮前两个礼拜和丈夫"做作业"。

那段时间"做作业"的经历并不愉快，没有什么有情调的摆设，也没有夫妻二人小酌后的微醺，有的只是"今天必须得做"的压迫感。原本两人的感情催化剂，一旦变成了"作业"，质量便有了天壤之别。这时候，如果月经来潮的日子和预计的不同，我就会开始担心：是不是自己算错了日子？这一次备孕是不是失败了？一整天都坐立难安。综合我个人的经验，用这种方法来备孕，从很多方面来说都是不太可取的。

还有一件事让正在备孕的女性格外关注，那就是验孕。验孕棒往往包装在细长的塑料盒中，它可以检测出尿液中 hCG（即 human chorionic gonadotropin，人绒毛膜促性腺激素）的浓度。

怀 孕 之 后

这是受精卵着床后，由胎盘的合体滋养层细胞所生成的一种激素。它可以使黄体（排卵后，卵泡迅速转变，形成的一种带血管的腺体样结构）继续生产性激素，从而维持怀孕的状态。打开验孕棒尾部的盖子，就可以看到用来提取尿液的棉条。验孕棒中央有一个透明的塑料窗，如果透过塑料窗看到对照线变成了红色，就说明验孕棒质量合格，不是残次品，而且已成功提取尿液。如果又出现了一条红色的测试线，也就是说一共出现两条红线，就意味着你怀孕了。

验孕棒的原理其实很简单，就是一种抗原抗体反应。如果我身体内含有一定浓度的 hCG，就会和验孕棒上可以显色的 hCG 抗体发生反应，测试线就会变红，而一旁的对照线则是在告诉我们，验孕棒没有问题。对照线上本身就含有可以与 hCG 抗体结合并发生反应的物质，所以不管使用者有没有怀孕，它都是一条红线。

看着验孕棒上的两根红线，我除了对自己怀孕与否感到好奇，还对自己身体的变化充满了好奇。

如果你认为验孕只需要在月经推迟一两周后的某天做一次就可以，那就想得太简单了。在我的身边，没有人验一次就成功过。通常，大家会在验孕的那天进行多次测试。早上一睁眼测一次，如果只有一根红线，那就会迎来一整天的不安。中午或者晚上再测一次，如果还是没有得到怀孕的结果，第二天早上睁眼第一件事，便又是测试。我甚至见过有人一天测十次！

*

短短几个月的时间，我用过的验孕棒要以盒为单位计算。也算是"功夫不负有心人"，终于有一天，透明窗里出现了两道红线。这意味着我不再处于"备孕"阶段，而是"怀孕中"了！在女性论坛上，我也终于进入了"怀孕中"版块。那一刻，不论是我还是丈夫，都激动不已。我们欢呼着，雀跃着，整个世界好像都明亮了起来！

就在测出怀孕的那天晚上，我丈夫在网上订购了许多有关养胎和胎教的书籍，而我，不知道是不是因为太过开心而昏了头，竟然买了几盆绿植。要知道，一点儿也不会照顾绿植的我，之前养蔫了无数盆朋友送的绿植，然而那天，我竟然亲手拿铲子挖开泥土，种下小番茄和罗勒。后来我还不时给它们浇浇水，还不忘搬一把椅子放在阳台，在阳光下嗅着泥土的清香，抚摸着装有宝宝的肚子。

不过，在进入"怀孕中"版块之前，我还必须经过一个过渡阶段。在论坛中，有一个专门针对我目前所处阶段的版块，集中了用验孕棒检测出怀孕,但还未去医院确认的人。进入那个版块之后,激动许久的我渐渐冷静了下来。我看到很多孕妇的留言,建议大家在用验孕棒测出怀孕之后,不要急着去医院确认。她们认为,在预测日验孕成功的话,差不多是怀孕的第4周。这时候去医院,超声波什么都检查不出来。至少要再等两周,胚胎和为胚胎提供营养的卵黄才会形成。只有这两样都清晰了,医生才会给出确认怀孕的诊断。

看了大家的建议之后,我虽然内心很着急,但还是决定忍一忍,一周后再去医院。去之前,我了解到在怀孕初期,医院并不是在腹部做超声波检查,而是将仪器探入阴道,观察子宫内部的情况。于是在出发去医院之前,我好好地洗了个澡,然后给私处做了除毛。

做检查之前,护士让我脱掉衣服,当然包括内衣,再让我穿上一条医院准备的裙子。这条裙子没有扣子,也没有拉链,只有两根绑带,为的就是方便解开。然后我躺在传说中的"屈辱椅"上,将双腿分开,高高架起。躺好之后,护士在我的肚子上盖了条毛巾。医生轻轻按压我的肚子,说道:"可能会有点儿不舒服哦,你稍微忍一下。"说完,仪器便进入了阴道,显示器上也出现了子宫内部的画面。虽然我不是医生,但也不难看懂——里面什么也没有。

"目前没有看到怀孕的迹象呢。你用验孕棒测过了是吗？今天先去验个血吧！"

抽完血之后，我独自走上了回家的路。平常我也是一个人回家，但那天不知怎么的，这条路却显得格外寂寞。看来论坛中的姐妹说的话可不仅仅是建议，而是她们亲身经历过后总结出的"血泪经验"。回到家后，我有气无力地给丈夫打电话报了个信，然后瘫倒在床上。我清晰地记得，那是星期五的下午。

*

浑浑噩噩度过了周末。周一的上午，主治医生打来了电话。在公司上班的我，连忙跑到安静的紧急通道，按下了接听键。

"你好，血常规检查结果出来了，你应该是怀孕了。恭喜你啊！现在把悬着的心放下，好好休息一下吧。我们周五复诊的时候见。"

医生口中的"血常规检查"，主要是检测血液中 hCG 的浓度。hCG 是胎盘在早期就会分泌的激素，因此即使胚胎还不发达，也能通过验孕棒或血液检查被检测出来。如果每 1 毫升血液中，hCG 含量超过 25mIU（mIU，即毫国际单位，用来表示 hCG

怀 孕 之 后

等激素在人体血液或尿液里的含量），那么怀孕的概率就很高。这个数值每隔三四天，就会增加两倍左右。

挂了电话之后，我立刻给丈夫打电话报喜，隔着电话我都能感受到他的激动。随后我便去了厕所，意想不到的事情发生了。鲜红的血液随着尿液滴落，染红了马桶。我立即赶去医院。

"你看到有液体在流动了吗？还在持续出血啊，是早期流产的概率很高啊。"

可能是出于不忍心，主治医生在做超声波检查时并没有给我一个十分肯定的回答。

该怎么形容当时的超声波画面呢？大概就是漆黑的油里加入了铁屑，不停地摇晃。我的子宫里像是有很多条小河，河水不停地朝着一个方向流动着。

"通过验孕棒或者抽血化验确认的怀孕，被称为生化妊娠。所以，这样状态下的流产，通常被称为生化流产。"

在女性论坛中，这样的流产被简称为"化流"。这次流产之后，我查找了很多有关"化流"的文献，总结了一些学术上的专业用语。在西方有学者将其称为 biochemical pregnancy loss，也有称 trophoblast in regression，还有 preclinical embryo loss 的叫法，它们都是"在胚胎被超声波观察到之前，妊娠就已经终止"的意思。

主治医生继续亲切地解释道："现在验孕棒的使用率比较高，很多孕妇在怀孕初期就确定了生化妊娠。不过因为生化流产比较常见，所以是不会被记录为流产的。如果生化流产也被算作流产的话，那流产率可能会高得吓人。"

生化妊娠在生活中其实是非常常见的。根据资料推算，第一次怀孕有 50%—60% 以流产告终，而女性在感受到怀孕早期症状之前就流产的情况，占到怀孕总数的 25%。此前有研究对 221 名备孕中的健康女性进行了跟踪调查，每天采集调查对象的尿液，并对 hCG 浓度进行分析。研究结果显示，有 198 名女性以生化妊娠方式确认了怀孕，但其中 22% 的女性在得到临床怀孕的确认前，就以生化流产的方式结束了妊娠。

令人诧异的是，如此普遍的现象，我在怀孕之前竟然从未听说过。这是为什么？医生的下一句话让我更加诧异：

"对于生化流产，（如果孕妇自己没有用验孕棒测过）我们一般都假装不知道，这件事就这么过了。"

出血那一天我所经历的疼痛，严重程度超过我月经来潮之后的任何一次，而且那样的疼痛持续了整整一夜。整晚没合眼的我，第二天不得已向公司请了假。医生前一天的话始终在我脑中挥之不去："我们一般都假装不知道，这件事就这么过了。"

这件事可以就这么过了吗？就算被当作月经，那巴掌大小的血块又该如何解释？虽然在来月经时，因为子宫内膜的脱落和排出，可能会出现长辈们所说的"牡蛎血"现象，但是二者的差距也太明显了，血块大小根本不是同一个量级。这样能假装不知道就这么过了吗？

还有，正常的生理周期是4周，但是生化流产的那个月，生理周期变成了6周，那么这个月按照算好的日子来备孕也是不可能的了。如果你正处于备孕阶段，这么明显的日期变化，难道不会发现吗？能假装不知道就过去了吗？

我以为只有我有这样的疑问，于是写在了论坛的留言板上。短短两天时间，我就收到了数条答复，其中有痛得下不了床的，有痛得眼泪直淌的，有痛得在地板上打滚的，还有排出手掌般大小块状物的，当然，也有什么症状都没有的。

"导致生化流产的原因很复杂，不过我认为主要还是染色体缺陷引起的。当然，这不是孕妇的错，你不要有心理负担。"

医生的话语之中流露着关切，但是不自觉地，我还是开始反省自己，思考自己做错了什么：是不是那天为了种绿植，搬了很重的土袋引起的？还是那天为了按时交新闻稿跑得太快的原因？罪恶感接二连三地袭来，压得我喘不过气。所有经历过生化流产的人都会有这样的感觉吗？

*

我曾在一篇论文中看到，生化流产的结果并不一定全是不好的。至少通过这次经历，我能确认自己不是不孕。有研究对接受试管婴儿手术的女性进行跟踪观察，结果显示，经历过早期流产的人，比从未经历过的人成功怀孕的概率更高。

但是，怀孕就意味着全部吗？只要能怀孕，一切就都可以忽视了吗？女性不是怀孕和生产的工具，是懂得呼吸，懂得快乐，懂得悲伤，懂得痛苦，活生生的人。然而，如今所有孕期护理都以平安生下健康的宝宝为唯一目的。一切与这个目的不直接相关的痛苦，都变得不重要。

怀 孕 之 后

在女性论坛里,有人写下过生化流产之后遭受的痛苦。她说:"比起生化流产本身,周围人们那种无关紧要的态度,更让人受伤。"就在社会普遍都不重视生化流产的现象背后,有无数个像我一样的女人,在饱受身心折磨。

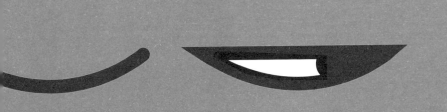

丈夫去做了精液检查

不孕不育

"那个，这件事你不要跟任何人说，连写在网上也不要！算我求你了。"

丈夫的脸涨得通红，凑在我耳边轻声说道。他蜷缩着肩膀，看上去让人很心疼。我拍了拍他说道："知道了，你放心吧。"他就像个小孩似的，伸出小拇指和我拉了拉钩，继续说道：

"你知道吗，那个房间里有一张单人沙发，一个洗手台，还有一台电视，正在放电影……没错，就是你想的那种'动作电影'。这可是我活这么久看过的尺度最大的！等我把事办好以后，就把装好的塑料杯子放在窗台上。敲一敲窗户，就会有护士过来拿。你千万别告诉别人啊！知道吗？！"

自从经历了生化流产之后，我的焦虑更加严重了。我在网上找了大量关于怀孕和流产的资料来看，尽管我心里也清楚这些资料的用处并不大。媒体成天都在报道，不孕不育的比例连年增加。

看到媒体统计的数据，我着实吓了一大跳，内心突然开始紧张，原本就因为流产而燃烧的心，现在更像是被浇了一盆汽油，烧得更猛烈了。

可能丈夫也有着和我相似的心态。突然有一天，他带着试探的语气，小心翼翼地说，他想去做一个精液检查。造成生化流产的最主要原因是胚胎的染色体异常，也就是精子和卵子的质量问题。我的年龄并不算大，生活习惯还算健康，也不抽烟喝酒。再加上我在医院已经接受过多次检查，医生明确表示过我的卵巢功能和卵子质量一切正常。可是，在生化流产过去一年之后，我仍旧没有怀孕，丈夫自然开始怀疑问题是不是出在他身上。于是，在一个春日的午后，丈夫在医院的某个房间里看了黄色录像，完成了一次以医学检查为目的的自慰。

*

我曾经以为，所有渴望新生命到来的夫妇都会像我们一样，积极地接受各种检查。然而，事实并非如此，甚至有人还会在不接受检查的情况下，就一股脑儿地把不孕的责任推到女性头上。

在女性论坛上我认识了一个姐妹，我们暂且称她为 A 吧。A 怀孕的过程十分辛苦，她先后经历了生化流产、稽留流产（指胚

怀 孕 之 后

胎死亡后两个月仍稽留于宫腔内，未能自然排出），在医院接受了各种检查，都没有发现异常。她的年龄也不大，卵巢功能十分健康，于是，医生提出让她的丈夫接受检查。然而，她的婆婆在听到这个消息之后，劈头盖脸训了她一顿："我儿子才不会有什么病呢！从小到大我们给他吃的都是最好的东西！肯定是你身体太差才会这样的。你多吃点儿中药补补身子吧！"到最后，她的丈夫也没去医院接受检查。

A委屈地对我说："你说我婆婆说的那些像话吗？按照她的意思，我妈从小给我吃的都是不好的东西吗？我真的特别难过，特别受伤。为什么总有人认为流产都是女人的错，天天怪我们没有保护好宝宝？！我真的难以理解这些人的思维，太委屈、太生气了！"

听到这个故事的时候，我竟连一句安慰的话都找不到。我没有想到，在这个年代，竟然还有婆婆如此对待儿媳，真是令人气愤！反反复复流产，不孕不育，难道真的大多是女性的问题吗？对此，我十分好奇。

2016年，在韩国政府支援下做体外受精（试管婴儿）的夫妇中，出于男性健康问题的约占10.4%，出于女性健康问题的约占28.6%，男女皆有健康问题的约占2.9%，原因不明的约占

51.8%，其他约占 6.3%。单看这个数据，不孕不育好像更多出于女性原因。但是，根据全世界临床医学的研究结果来看，不孕不育的夫妇中，女性健康有问题的，和男性健康有问题的各占 40%，比例几乎一样。很多学者认为，造成韩国和全世界研究数据差异的原因是，在韩国不孕不育的夫妇当中原因不明的比重过多。和 2008 年的数据相比较，韩国原因不明的不孕不育占比增加，而男性不孕不育的占比却下降了。如果不是韩国男性的精子质量突然神奇般好转，那就是真相被隐藏了。

这个当然不是我个人的推断，是有专业论文作为推测依据的。第一医院的崔镇浩和韩正烈教授曾在论文中表示："不管是过去还是现在，只要精液检查的结果显示良好，人们就会习惯性地给男性挂上'免罪符'。"

一直以来，韩国的精液检查都遵循着世界卫生组织（WHO）的标准。如果总射精量在 1.5 毫升以上，每毫升精子数量在 1500 万以上，运动状态的精子比例在 40% 以上，正常形态的精子比例在 4% 以上，男性就不会被诊断为不育。我丈夫的精液检查结果也主要反映这四个方面的数据（我丈夫在收到检查结果之后，得意扬扬地对我说："以后请称呼我为 King of Sperm，精子之王！"）。总之，通常的精子检查虽然可以进一步确认不孕不育的原因，但并不彻底全面。尤其是随着近年来体外受精技术的成熟，精子存活率的检查更加显得没那么必要了。

体外受精，顾名思义，就是指受精不在女性体内发生，而是利用某些技术，在人体外完成受精过程。一般来说，将精子和卵子放在特定的实验仪器中，就可以完成实验受精。但是，如果精子的受精能力有问题，就会使用 ICSI 技术，也就是 Intra Cyto-Plasmic Sperm Injection，即卵胞浆内单精子显微注射技术，借助显微操作系统，将单一精子注入卵子内，使其受精。即便是没有运动性的精子，借助这一技术也可以顺利完成受精。

我曾听汉阳大学生命科学系桂明灿教授对此进行过解释：

"多亏了日益发达的医学技术，人类将自然怀孕中原本会被淘汰的精子也利用了起来，顺利完成受精。不过，这也意味着，可能会有受精卵着床失败，或者存在早期流产的隐患。"

比如说，经常抽烟喝酒的人，精子的 DNA 可能就会断裂，而 DNA 是储存生物遗传信息的载体，一旦断裂，为胚胎提供必需物质的蛋白质就无法正常形成，那么胚胎也就无法正常形成和发育。不过，即便 DNA 断裂，也并不意味着精子的运动性和形态一定会发生改变。因此，我们很难通过这两个指标来筛选出 DNA 没有断裂的精子。要做到这一点，需要使用高倍显微镜。

但是，目前这一技术还没有在医院里普及。

另外，叶酸储存量不足的精子也很可能会导致胎儿先天性畸形。叶酸是一种水溶性维生素，与 DNA 合成和细胞分裂等生命活动有关。如果育龄女性不及时补充足量的叶酸，很可能会导致宝宝患上胎儿脊柱裂。最近的研究发现，不仅是女性，育龄男性如果不及时补充叶酸，也可能会导致胎儿脊柱裂的发生。

在一项以老鼠为实验对象的研究中，研究者发现，没有补充叶酸的雄性老鼠与补充足量叶酸的雄性老鼠相比，其第二代发生先天性缺损的比例高出 30% 左右。其他的研究结果也显示，摄取足量叶酸的男性，其精子染色体异常的概率要比对照组低20%—30%。

*

在韩国，大众对于"正常家庭"的认知往往是一致的：不是再婚，没有领养，第一次结婚的夫妻二人，加上他们亲生的两个孩子，这样的四口之家才是"正常家庭"。新婚的夫妻总是会被亲朋好友追问："你们什么时候要孩子啊？"生了孩子之后又会被追问："你们什么时候生二胎啊？"在这样的压力之下，生小孩这样原本美好的愿景，变成了每一对夫妻必须尽快完成的

怀 孕 之 后

任务。

可是，由于大众对男性不育缺乏认知，甚至故意回避，女性往往要承担更大的压力。一些女性由于反复流产、反复做取卵手术而身心疲惫。37岁的李贤书因为被诊断为不孕，前前后后一共接受了三次体外受精。

"我肚子上到处都是针孔，每天起床的第一件事就是给自己来两针。为了一次性采集多个卵子，我必须借助药物来刺激卵泡排卵。好不容易完成了体外受精，受精卵移植到子宫里以后，我还得一大早就去医院治疗。从头到尾都是我在受苦受累，而我丈夫只需要做一件事，就是看看黄片，提供精子。"

以前，我还觉得我丈夫接受精液检查很了不起，因为根据他的形容，那实在是一件令人不快，又羞于开口的事情。但是在听了贤书的叙述之后，我才真正明白体外受精过程中的痛苦是由谁承担的。所有经历这个过程的女性都令人肃然起敬！

贤书的不孕，是因为输卵管堵塞导致分泌物集聚而形成了一些泡状物。幸运的是，因为她的病因比较清晰，所以在接受手术之后成功怀孕了。其他病因不明的女性（有可能是男性方面导致的不孕不育）就没有这么幸运了，她们经常需要反复地尝试，重复整个体外受精的过程。她们身心疲惫，经济上也要承担很大的压力。

有研究结果表明，治疗不孕的手术会给女性的身体带来肉眼难以看见的伤害。加拿大的科学家针对平均接受过三次取卵手术的 30000 名女性做了研究调查，结果显示，在接受取卵手术之后，未能怀孕的女性比成功怀孕的女性，患心血管疾病的概率要高出 19%。研究小组表示："对女性不孕的治疗可能会诱发血栓形成、血压升高，或是对卵巢造成过度刺激。"

*

在生化流产和精液检查两件事之后，我丈夫开始重视身体健康。他不仅每天下班后坚持锻炼，还自觉减少了喝酒的次数，开始每日补充叶酸。不知道是不是托他的福，一年之后我成功怀孕了。在 41 周后，我们迎来了一个可爱的小公主。

随着知识的普及，很多人都知道了男性的健康状态会对胎儿产生影响，于是，越来越多的男性开始注意自己的身体状况。但是，并不是所有问题都可以靠加强锻炼、补充叶酸来解决，甚至有很多问题无法通过精液检查来了解和解决。首尔大学生命科学系的李建秀教授表示："有关男性生育问题的基础研究还是太少了……—对夫妻不孕不育，如果是女性的问题，我们总是能够找出清晰的病因；但如果是男性的问题，很多时候我们连原因都没搞清楚，就不了了之了。"

随着医学技术日益进步，很多不孕不育夫妇实现生育梦都变为可能。但是，对于女性来说，怀孕的过程好像变得更加艰难了。怀孕仅仅是女性的负担，这样的状况到底还要持续多久呢？

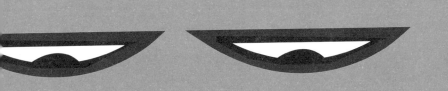

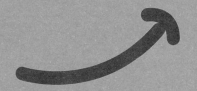

加油啊，乳房

乳房

我人生的第一次怀孕是以生化流产结束的，第二次怀孕，也就是带来我宝贝女儿的那次怀孕，才是我临床意义上的第一次怀孕。

这一次怀孕，我最先感受到的其实是乳房的疼痛。那时候，我的生理期即将结束。一天早上，我从睡梦中醒来，乳房传来一阵沉重的感觉。我用手指头轻轻一按，立刻感到一阵疼痛，那种痛感有点儿像青春期乳房发育时的感觉。

通过女性论坛，我已经了解了一些怀孕初期的症状。论坛里的人们把这些症状列成了一张表格，有像感冒发热似的全身冷森森地打寒战；有身体的"Y字区"，也就是腹股沟处感到刺痛。在那个表格里，我也看到了"乳房疼痛"的字眼，一般开始于怀孕4—6周的时候，会一直持续到怀孕第13周。

当乳房出现疼痛的时候，我还在想是不是自己想太多了，是不是因为我太想怀孕，所以出现了一些怀孕初期症状的臆想。但是我回想了一下第一次怀孕时的感觉，认为这并不是我的想象。第一次怀孕的时候，我就出现过乳房疼痛的现象，大概持续了10天。生化流产之后，乳房的疼痛就神奇般地消失了。我还清晰地记得，那时我抱着亲戚家的小狗，小狗在我怀里突然活泼地跳了起来。我心想"哎呀不行，最近乳房很痛"，结果小狗碰到了我的乳房，我一点儿都不觉得痛，当时我就感到很神奇、很震惊。

"啊，原来乳房疼痛真的是因为怀孕啊！现在流产了，所以痛症就消失了。"

所以，第二次出现乳房疼痛的那天，我立刻去买了验孕棒。结果和我预想的一样，阳性。第二天、第三天，我都在上班之前做了测试，结果都是阳性，而且，那根象征怀孕的测试线的红色越来越深。这是个好征兆，意味着尿液中 hCG 的浓度正在逐渐升高。

由于有了上一次的经验，这一次我很有耐心地等了两个礼拜才去医院做检查。怀孕 9 周之前，医生做的不是腹部超声波，而是阴道超声波。从超声波的画面可以看到，我的子宫里有一个像扁豆一样东西。

"祝贺你啊，你怀孕了，一切正常！"

*

有了怀孕的喜悦，乳房的疼痛被我暂时抛到脑后。但是在那之后，意想不到的变化发生了。我的乳头变得异常敏感，哪怕只是衣服不小心划过，都会立刻挺起来，时不时还会有麻酥酥的感觉。原本只有 A 罩杯的乳房一天比一天大，到了怀孕后期，就连 B 罩杯的内衣我穿着都觉得小。

造成这些变化的源头，就是激素。

乳房里除了有脂肪、血管和神经以外，还有负责生产母乳的乳腺，其中乳腺组织占 65% 左右，脂肪组织占 35% 左右。每一个乳腺都含有大约 20 个腺叶，每一个腺叶都由腺小体组成，每一个腺小体又由腺泡组成。乳汁在这里被合成，再由乳腺导管输送至乳头。

怀孕后，受到雌激素和孕激素的影响，乳腺会迅速发育，腺泡的个数和大小都会大幅增加，乳腺导管也会扩展出更多分支。随着乳腺组织的迅速增加，无数神经也同时发生着变化。

有学者专门针对哺乳期女性的乳房做过调查。他们研究了 21 名哺乳期女性乳房内部的变化，统计出乳头附近乳腺导管的平均数量为左侧 9.6 个，右侧 9.2 个，主要乳腺导管的直径为左侧 1.9 毫米，右侧 2.1 毫米。由于乳腺导管的分布十分复杂，因此乳腺导管系统并没有平时常见的那种呈放射型的解剖图。在 1840 年发表的医学著作《乳房解剖学》当中，英国外科医生阿斯特利·库伯（Astley Cooper）曾把乳腺导管系统比喻成树木发达的根系，缠来绕去。

激素到底让乳房发生了怎样的变化？澳大利亚的研究人员选取了 8 名产妇作为对象，研究乳房容积的变化。结果显示，从怀孕到哺乳的第一个月，研究对象的乳房容积平均增加了 190.3 毫升，而这种状态一直持续到了哺乳的第 6 个月。也就是说，在这一期间，女性的乳房几乎可以盛满 200 毫升的母乳，变成了一个装满液体的容器。在这种状态下，乳房怎么可能不胀痛？

另外，在怀孕之前，乳房的平均重量为 450 克左右，到了怀孕后期几乎会增加一倍，变为 900 克左右，难怪孕妇们会觉得胸口闷，脖子和肩膀酸痛。

怀孕的时候，增大的乳房给我的生活带来了很多困扰，每天我都必须独自克服这些不便。丈夫看着我一天天变大的胸部，竟

怀 孕 之 后

然觉得很神奇、很有趣。他的态度一下子触怒了我，我对他发起了脾气：

"有意思？那你每天在脖子上挂一升牛奶，就这样上班去吧！"

虽然很多人都知道怀孕会让乳房变大，但是很少有人知道，乳房还会变黑。另外，乳头也会一天天变大，并逐渐往外凸出，乳头以及乳头周围乳晕的颜色也在逐渐变深。

黑色的头发和瞳孔，黝黑的皮肤，这些黑色都来自我们身体中某些细胞产生的黑色素。在怀孕的时候，像黄体酮、雌激素等女性激素都会刺激这些细胞分泌更多的黑色素。

除了颜色和大小，怀孕时乳房还会发生其他变化。比如，乳晕旁会出现一个小肿块，被称为 Montgomery's tubercle，即蒙哥马利结节。它具有分泌油脂、保护乳房的作用。随着乳房变大，有的人乳房周围的皮肤会开裂，还有的人皮肤下的血管会变成青紫色。我本身皮肤比较黑，平时都看不到皮肤下的血管。但是在怀孕的时候，随着乳房膨胀，皮肤下的血管也变得明显了。

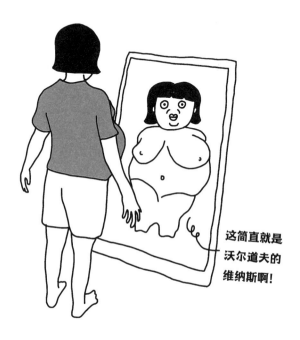

这简直就是
沃尔道夫的
维纳斯啊!

我这个样子好丑啊……像个黑猩猩一样。

谁说不是呢? 我和黑猩猩一样，都是哺乳动物。

沃尔道夫那个雕像肯定就是照着孕妇的样子做的。

好丑啊! 怎么办……我都快抑郁了……

怀 孕 之 后

*

一天，我看着镜子里的自己，突然想起在奥地利出土的一个小雕像——沃尔道夫的维纳斯。那个雕像完成于25000多年前，刻画了一个拥有硕大胸部、臀部和大腿的妇女形象。我对比了一下自己和雕像的样子，心想，那个雕像刻画的应该就是个孕妇吧！镜子里的我就像个黑猩猩似的，仔细想想，自己本身就和黑猩猩一样，是个哺乳动物。

对于女性来说，乳房并不是越大就越好，小的乳房反而更容易分泌母乳。其实，乳腺只要有鸡蛋一半大小，分泌的乳汁就可以满足孩子所需，所以乳房太大是没有必要的。

那到底为什么乳房从怀孕初期就早早地开始变大，而且会涨到所需体积的两倍以上呢？为什么要有这样没有必要的身体变化，白白地让女性受累呢？

人类和其他动物不同，经过长期的进化之后，只有人类女性的乳房仍旧保持丰盈。人们普遍认为这是性选择的结果，因为女性乳房的大小是男性的择偶标准之一。在对乳房进行研究之前，我很早便知道这个理论。但是，最近这个理论不再是主流了。

美国的人类学家弗朗西斯·马西亚丽兹（Frances Mascia-Lees）认为，人类女性的乳房是自然进化的结果。在进化初期，没有长而厚的毛发覆盖皮肤的人类想要在恶劣的环境中生存，必须储存大量脂肪。但是脂肪会促进雌激素的产生，使得聚集了大量雌激素的乳腺组织迅速增长，便造成了乳房的膨胀。

*

在怀孕 30 周的时候，我的乳房周围出现了白色的角质。我上网查了一下，原来这是乳汁。虽然量不多，但当时的我确实已经开始分泌乳汁了。当时正值乳晕变大、变黑，令自己觉得恶心的时候，乳房竟然还分泌了母乳，我的心情真是难以言喻。在生孩子一周前，我的乳头还有乳汁滴落下来。那时候由于太吃惊，我不由自主地叫出了声。

但是，这并不意味着女性在生完孩子之后马上就会有母乳。怀孕的时候，女性体内的催乳素含量一直维持在较高水平，有的孕妇在怀孕后期时就开始分泌母乳，就是这个原因。但那个时候，黄体酮的存在会抑制催乳素促进母乳分泌的功能。分娩过后，女性体内黄体酮的含量迅速减少，这时催乳素才能发挥作用，促进母乳产生。

怀 孕 之 后

生完孩子后，我在月子中心看到过很多人因为乳房胀痛而饱受折磨。调理院的院长是一位有着 20 余年产房护理经验的护士，在她手下，总是有产妇一边接受着乳房按摩，一边发出惨叫，这种情况一般就是乳腺导管堵了。堵塞的乳腺导管需要通过按摩的方式进行疏通，或是强忍痛苦直接给孩子喂奶。尽管乳房就像被针扎一样痛，但是为了母乳的正常分泌，为了孩子的口粮，产妇都不得不独自承受。还有人会出现乳腺组织发炎的情况。和身体其他部位发炎一样，乳腺炎也可能会导致发烧，产妇必须服用抗生素进行治疗。

我算是运气好的，从来没有出现过乳腺炎之类的病症，但这并不意味着母乳喂养是一件简单的事——不论白天还是黑夜，每隔两个小时就要喂一次奶，不管是母乳喂养还是用奶粉喂养，频率都是一样的。相对来说，母乳喂养要更困难一些，因为用奶粉喂养，可以通过奶瓶上的毫升刻度这些肉眼可见的度量标准，来衡量孩子喝了多少；而用母乳喂养，就只能通过孩子在每一边乳房吸了几分钟来估计孩子的进食量。

在母乳喂养的过程中，女性要面对各种各样的问题和困扰：孩子今天吃了多少？我有没有把孩子喂饱？这小小的、脆弱的宝贝会不会因为我的失误而饿肚子？咨询师说要喂 30 分钟左右，为什么宝宝才吃了 10 分钟就靠着我睡着了？为什么轻轻扯他的耳朵，按他的脚掌，他也不醒呢？我的乳房怎么那么痛呢？为什么轻轻碰一下乳房，乳汁就把衣服打湿了呢？宝宝都饿了，为什么母乳就是不出来呢？宝宝连牙齿都还没有，为什么我的乳头会有伤口呢？就是因为产妇有一大串的为什么，月子中心才会提供乳房按摩和母乳喂养咨询的服务。你看，母乳喂养这件事简单吗？

尽管我一直在坚持母乳喂养，但是到宝宝 6 个月的时候，我的乳房还是恢复到了怀孕前的大小。

根据前文中澳大利亚针对 8 名哺乳中产妇进行的研究，每一侧乳房 24 小时母乳产量平均为 453.6 克，储存量平均为 209.9 毫升。6 个月后，母乳的产量和储存量均有所下降。也就是从那个时候起，宝宝开始吃辅食，对母乳的摄取量逐渐减少。但是据说，在母乳喂养 15 个月后，乳房恢复到怀孕前的大小时，24 小时的母乳产量也可以达到 208 克。研究小组表示，这是因为随着乳房组织的再分配，乳房的效率（单位乳房组织的母乳产量）有所提高。

仅仅是乳房一个部位，在怀孕和分娩过程中就会发生如此多的变化!

　　　怀 孕 之 后

一方面，我为人体的奥秘而感到惊讶；另一方面，我也理解了为什么我的乳房不可能再回到怀孕之前的样子。正是因为亲身经历了这样的过程，所以在听到有人强迫女性进行母乳喂养的时候，我心里会有一丝别扭和心疼。

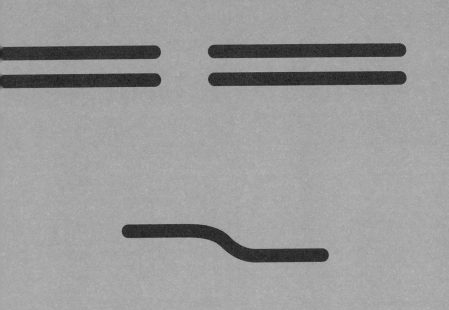

同房是4周之前，为什么怀孕却是6周

怀孕周数

"我丈夫问我：'我们同房是在 4 周之前，为什么你怀孕 6 周了？'不管我怎么解释，说日子没有算错，他还是不相信我。直到医生给他解释了一下，他才好不容易相信。怀孕周数实在是太难计算了，搞得丈夫很容易误会我。"

在论坛看到这段话的时候，我不禁起了一身鸡皮疙瘩。这是一个询问有关怀孕周数的帖子，篇幅很短，短到让人无法了解夫妻二人具体的对话和场景，当然也无法让人实际感受到丈夫询问时的语气，但孕妇的苦闷和抑郁却通过这短短的一段话表现得淋漓尽致。对怀孕什么都不了解，甚至懒得仔细想一想的丈夫，让自己的妻子陷入了这样的苦闷当中。

在怀孕之前，我也曾经以为会在受精之后的第 10 个月生下孩子，但怀孕之后，我才再一次知道事实并不是这样的（我在中学时期的生物课或是保健教育课上好像学过一次，不对，应该说肯定学过）。从理论上来说，女性怀孕前最后一次生理期的开始日被算作怀孕的第 0 天。虽然我们常说"十月怀胎"，但实际上，女性在怀孕的第 40 周，也就是第 280 天左右就会到预产期，那时候怀孕时间其实并没有 10 个月。

怀孕明明是从精子和卵子结合之后才开始的，为什么要把受精两周之前的生理期开始日当作怀孕的开始呢？我仔细琢磨了一下，顿悟道：

"哎呀！原来是把卵子为了怀孕做准备的时间也算了进去！"

事实真的如此吗？从出生的那一刻开始，女性的卵巢中就有含卵子的原始卵泡，只不过那时候的卵子并未发育成熟，并不具备生育功能。准确地说，那时候的卵子还未开始细胞分裂。与我们身体内的其他细胞不同，精子和卵子的细胞分裂属于减数分裂。在经历了两次减数分裂之后，染色体数会减少到一半，也就是 23 个。在精子和卵子结合之后，染色体数才又恢复正常，重新变成 46 个。从最后一次生理期的开始日算起，大约两周的时间，20—30 个原始卵泡开始二次发育，卵子也开始生长。

在那之后，黄体产生激素，促使卵子从卵巢中排出。卵子结束第一次减数分裂，进入第二次减数分裂。在 12—24 小时之内，卵子具有受精能力。如果这期间与精子成功相遇并完成受精，

怀 孕 之 后

卵子的第二次减数分裂就会完成。至此，一个卵子的"成长之路"就算是走完了。只有平安地完成这整个过程，受精卵才能够继续发育。

将卵子的生长、分裂、成熟过程都算进怀孕的时间里，不知为什么让我有些心酸，可能是觉得生命诞生的过程是如此不易和奇妙吧（我这毫无用处的感性，可能是怀孕期间激素水平变化引起的）。当我还沉浸在自己的感性之中时，妇产科医生简洁明了的理由一下子把我拉回了现实：

"哪里有那么复杂！不过就是因为受精的准确时间很难计算罢了！"

*

据说，以最后一次生理期的开始日作为起点计算怀孕周数的方法，已经使用了近 200 年。早在 19 世纪，德国产科医生内格莱（Frederich Naegele）就创立了计算预产期的标准方法——内格莱氏法则，以最后一次生理期的开始日为基准，往前推 3 个月，再加上 7 天，第二年的那一天就是预产日。例如，最后一次生理期开始日为 10 月 3 日，往前推 3 个月就是 7 月 3 日，在这个日期上加 7 天，再加一年，也就是第二年的 7 月 10 日，就是预产日。

不过，这些都只是理论上的。这一计算方法的前提是，女性的月经周期是 28 天，从生理期的第一天起，14 天之后出现排卵现象。然而，现实并不都是这样"一刀切"，作为女性的我们比谁都了解，月经周期并不一定是这样的。我的一个朋友告诉我，在对一位女性职员进行病假逆向追踪的时候，男性上司一直追问："你的月经周期怎么不规律呢？你是不是在撒谎啊？"对于男上司的反应，我朋友觉得十分惊讶。

我们知道，在现实生活中有很多女性的月经周期都不是刚好 28 天，有的人的周期比这个短，有的人的周期比这个长。即便是月经周期十分规律的人，也会因为各自身体条件的不同，造成月经周期有长有短。同理，从理论上来讲，月经周期的第 14 天会开始排卵，但现实中，有的人会提前排卵，有的人则会延后。在一项检测尿液中雌激素和蛋白酶的研究中，研究者以 217 名女性为研究对象，监测了她们 418 个月经周期。结果显示，黄体期为（排卵后，剩余的卵泡转化成黄体的时期）7—19 天不等，仅有不到 10% 的女性刚好在第 14 天排卵。

另外，在接受妊娠诊断时，孕妇们总是倾向于将最后一个生理期的开始日定格在 5 号、10 号、15 号、20 号、25 号这样的日子，

怀 孕 之 后

尤其是回答 15 号的女性最多。从这可以看出，很多时候，女性其实并没有准确记得最后一个生理期的开始日期，所以才会本能地"凑整"。因此，以最后一个生理期的开始日作为计算怀孕周数的基准，会降低计算结果的准确度。

为了降低不确定因素的影响，在怀孕初期的检查中，医生会利用超声波来测量胎盘或者胎儿的大小，从而大致判断怀孕的周数。通过成千上万次的研究，现在我们已经有了不同周数的"胎儿成长图鉴"，并且这个图鉴还在不停地更新和完善中。在怀孕初期，医生主要通过胎儿头顶到臀部的长度来判断怀孕周数。医生只需要在超声波画面中标记出测量的首尾部位，电脑就会自动计算出胎儿的长度，然后与图鉴进行对比，从而得出怀孕的时长。

*

时隔很久，我再次拿出了一直躺在书柜上的孕妇手册和妊娠分娩确认书，打开谷歌日历，找出了当时记录的最后一个生理期的开始日期——10 月 13 日。在验孕棒出现了两条红线之后，为了确认是否怀孕，我第一次去了医院，那天是 12 月 2 日。接到医院的通知是 12 月 16 日，他们告诉我，从理论上来说，我的怀孕周数是 9 周零 1 天。照此计算，4 周之后的 1 月 13 日，是我怀孕的第 13 周零 1 天。1 月 13 日当天，我去医院做了超声波检查。然而，医生根据超声波结果诊断，我当时的怀孕周数是 12 周零 1 天。他根据这个结果给我计算出了怀孕 40 周的预产日，是 7 月 27 日。

在聊起怀孕周数的时候，我的后辈慧琳讲了她此前的经历。慧琳在刚结婚的时候就成功怀孕了，然而，这个"蜜月宝宝"的怀孕周数给她带来了很大的困扰。

"你知道吗？一提起我的怀孕周数，身边就有很多人说：'你这个怀孕周数算起来不对啊！'每次听到这种话我都特别生气！还有，怀孕的日子明明是 280 天，但有很多人都觉得是'十月怀胎'，总是拿 10 个月这个周期来和我算。这样一算时间差异非常大，总是容易引起误会。"

怀孕 280 天这个数字是怎么来的呢？根据大多数学术研究，女性在怀孕 40 周之后分娩的占了多数，于是我们便将 280 天当作最普遍的怀孕周期。

我专门寻找了这方面的统计数据。早在 1967 年，就有一篇以 2965 名女性为调查对象的论文，记录了她们的分娩日期。从最后一次生理期的开始日算起，怀孕 39 周分娩的女性占

怀孕之后

13.02%，怀孕 40 周分娩的女性占 25.13%，怀孕 41 周分娩的女性占 27.59%，怀孕 42 周分娩的女性占 13.39%，甚至有两名女性是在怀孕 52 周后才分娩。尽管这篇论文中有些结果出乎我的意料，比如怀孕 41 周分娩的人数甚至比 40 周的多，但是总体来说，女性怀孕周数的差异没有我想象中那么大。2012 年，第一医院的妇产科研究组也进行了相关研究。他们对 3228 名自然分娩的女性进行了跟踪调查，结果显示，在怀孕 39 周后分娩的情况占到大多数，而在预产期之前分娩的只占 5.5% 左右。

综上，预产期并不能等于生产的日期。论坛里甚至流传着这样一句话："什么时候出来是孩子自己决定的。"

虽然预产期的准确度较低，但它给孕妇的压力却是实实在在的。如果这一天孩子并没有出生的迹象，孕妇便会惶惶不安。我到了怀孕第 41 周的时候都还没有分娩的迹象，每次体检时，医生和护士看到我都会说：

"哈哈哈，你怎么又挺着肚子来医院了？"

"我以为你会嚷嚷着'肚子痛，要生了'来医院，怎么又是自己好好地走来的？"

"预产期在 7 月的孕妇中，就你一个人还没生了。"

其实，只要孕妇自己身体没有什么大问题，分娩日比预产期提前或是延后几周，对于分娩并没有什么影响，孩子完全可以健康出生。关于这一点我心里也很清楚，但总是从周围的人口中听到一些奇怪的话，就难免有些着急。有人说多流汗就可以让孩子早点儿出来，于是我成天在家里干家务活，让自己汗流浃背。当然，这些都是无用功，并没有什么特别的效果。

有段时间我总是听到"孩子在肚子里的时候更好"这样的话，这让我很厌烦。在烈日酷暑中，我挺着个大肚子，走得气喘吁吁，每次听到这种话都会让我气不打一处来。我也知道养育一个孩子并不容易，但是在保证孩子健康的前提下，早出生一天，就能早一天结束孕妇的痛苦，这对孕妇来说不是更好吗？那句既不是安慰也不是建议的话，让听的人有一种"你没经历过，你不懂"的感觉，心里很不舒服。

*

虽然怀孕周期计算起来又麻烦，又容易引起误会，但它是极其重要的，它既是判断胎儿是否正常成长的标准，也是进行某些重要检测的时间参考。例如，要检测胎儿是否有患上先天性畸

怀 孕 之 后

形等疾病的可能，需要在怀孕初期进行血液检查，这时就必须知道怀孕时间是第几周。

此外，为孕妇设置的各种保障制度，也是以怀孕周数为标准的。比如，2019 年韩国有规定，怀孕 12 周以下、36 周以上的孕妇每天可以带薪缩短两个小时工作时间。

实际上，我没能按照规定缩短工作时间，相信并不是只有我一个孕妇是这样的。要向公司申请缩短工作时间，必须提交医院出具的怀孕确认书，但一般来说，怀孕 5—6 周时才能接受超声波检查，拿到怀孕确认书。另外，在怀孕 12 周之前，流产的可能性比较高，孕妇通常不愿意在这个阶段就告知公司自己怀孕的事情。而等到怀孕第 36 周，也就是预产期前一个月，孕妇也就进入了正式休产假的时期。这种有名无实的缩短工作时间的制度，我不知道到底在多少家公司得到了落实。幸运的是，已经有人提出不论怀孕时间长短，都要减少孕妇的工作时间。当然，这一建议目前还在讨论阶段。

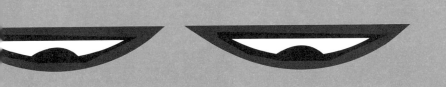

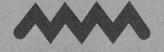

一口酒都没沾就像宿醉似的，真是委屈

孕吐

通过验孕棒确认怀孕的第 2 周，我就开始了孕吐。

孕吐是 80% 的孕妇都会经历的，对此我早有心理准备，只是没想到它来得那么快。事后我才了解到，从怀孕的第 4—7 周开始，绝大部分孕妇都会出现恶心和呕吐的症状。这些症状在怀孕第 11—13 周期间加重，在第 12—14 周时消失。但是，有大约 10% 的孕妇孕吐症状会持续到怀孕第 20 周。

在怀孕前我并不了解，所谓的"害喜"症状并不都是一样的。有的人只要闻到食物的气味就想吐，所以什么东西都吃不下；但我是在空腹的时候容易感到恶心，有时候还会有头晕目眩的感觉，就像是喝了整夜的酒，烂醉如泥地坐上回家的车，又或是第二天一大早酒还没醒，就坐上了去上班的车。不过，人在宿醉之后，只要有水、睡眠、大小便这"解酒三剑客"的帮助，第二天就能恢复满满的活力，但孕吐就不一样了，这东西根本就没有解药。

一连好几周，我都在"宿醉"的世界里饱受折磨，毫无办法。一想到自己滴酒未沾，却不得不承受"宿醉"的折磨，心里一阵委屈，眼泪都快流下来了。

我还记得有一天，下班后我饿着肚子乘地铁，结果很快被孕吐好好"教训"了一顿。当时我一阵恶心，不停地冒冷汗，站都站不住，甚至连呼吸也不平稳。就在我觉得自己快要倒下的时候，旁边一个年轻人看出了我的不适，把他的座位让给我坐，我才没有在地铁上晕倒。坐下之后，我的呼吸很快就平稳了下来。我有些难为情，心里想着，让座的那个人不会觉得我刚才是在装病吧？

在之后的日子里，我又经历了双腿无力、瘫坐在地铁站楼梯上的事情。在自己成为孕妇之后我才觉得，地铁车厢里设置"老弱病残孕专座"简直是个伟大的决定！

我的情况还算好的，李秀珍告诉我，她从怀孕第 6 周开始，只要闻到食物的气味就会呕吐，尤其是米饭的气味。

"那时候真的太难受了！吃又吃不下，不吃又不行。每天早上都是从吐黄色的胃液开始新的一天，有时候呕吐物中还带有血丝。那段时间我只有在睡觉的时候才觉得好受一点儿。"

怀 孕 之 后

除了食物的气味会让秀珍呕吐之外，乘车也让她饱受折磨。在一个寒冷的冬天，秀珍开着车去上班。短短 5 分钟的时间，强烈的恶心感就袭来，她不得不立刻把车靠边停下，整个人都瘫坐在车里，手还不停地颤抖着。光是上下班就这样了，像出差这种有长途行程的情况，更是想都别想。

虽然这么说很抱歉，但我确实很难忍受某些人身上的体味。坐在我旁边的同事身上就有一些体味，平时我还能忍一忍，但是怀孕之后那简直成了我的噩梦。更糟糕的是，除了体味，香水、沐浴露、洗发露的气味都足以让我恶心好久。有的人比我更夸张，就连牙膏的气味都难以忍受。然而，由于激素的作用，孕妇的牙周很容易发生病变，所以每天必须坚持刷牙。这对于那些牙膏味会引起孕吐的人来说，简直是太残酷了！还有一类孕妇的孕吐更难以避免，只要咽口水就会呕吐，于是她们好几个礼拜都不敢咽口水。

孕吐期间，孕妇往往会对某些特定的食物十分向往。我是一个习惯喝热饮的人，即便是炎热的夏天，我也会来一杯热腾腾的美式咖啡。但是在孕吐期间，我觉得嘴里十分干涩，特别想喝冰饮。于是，在寒冬腊月，我一个孕妇，上下班路上总是拿着一杯冰美式，还喝得十分开心。同事看到我那个样子都会不自觉地打寒战。

以前在电视里看到丈夫为了怀孕的妻子大半夜出去找食物，我觉得难以理解，以为那是电视剧里才会出现的情景，直到这种事情发生在我自己身上。

一个冬天的凌晨，我突然想吃某家饭店的泡菜，于是丈夫大半夜跑到饭店门口，厚着脸皮敲开了人家的卷帘门。还有一天，凌晨三点，我突然想吃白米饭和萝卜泡菜，整个人睡意全无，精神抖擞。为了让自己忍一忍早点儿入睡，我开始用数羊这种古老的办法。然而数着数着，"一只羊，两只羊……"就变成了"一个萝卜，两个萝卜……"。于是我披好衣服，起来洗米，蒸饭，从冰箱里拿出心心念念的萝卜泡菜。那时候，距离我上班只有不到三小时。在那之后，我才理解电视剧里那种孕妇的迫切感，并不是虚构的。

听了我这些故事之后，我的前辈 Y 表示有些怀疑：

"你这种表现是不是因为心理暗示啊？"

当时我自己也不清楚这是生理还是心理原因，所以不知道如何回答她。后来，前辈的医生男朋友做出了很好的回答：

"Y，你对激素的力量一无所知啊！"

怀 孕 之 后

这不是我吃的，是激素让我吃的！

一到凌晨 3 点我就想吃萝卜泡菜，

吧唧吧唧，

害喜嘛，正常的。

哎呀，成天吃吃吃！

现在的肚子还不是被宝宝撑大的，

是我自己吃大的。

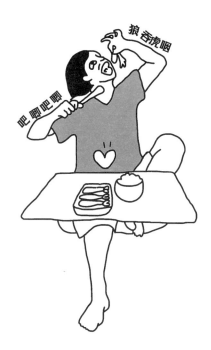

听了这番话，我不禁想，人的一生，喜怒哀乐好像都来源于激素的作用。我们能从家庭中，从恋人、宠物等身上获得幸福感，垂体后叶素起到了重要的作用。而多巴胺是各种成瘾问题的罪魁祸首，例如赌博成瘾、进食成瘾、酗酒和尼古丁成瘾。为了解决各种成瘾问题，韩国政府每年都要投入大量资金。我们无法抵制生长激素释放肽的诱惑，于是终生都要注意体重管理。更年期综合征的各种症状，例如潮热和心悸，大多也是由激素变化引起的。

从这些方面来看，人类不应该叫作"基因的奴隶"，而是"激素的奴隶"。那么，孕吐是不是也是由怀孕期间激素的急剧变化引起的呢？

实际上已经有很多研究指出，怀孕初期急剧增加的 hCG 激素与孕吐有着不可分割的关系。回想以前我口服避孕药的时候，就出现过类似的副作用。避孕药里含有雌激素和孕激素，在它们的作用下，我也出现过呕吐等"假怀孕"的症状。

从进化的角度来看，有一种假设认为，孕吐是母体为了保护自身和胎儿免受危险物质或毒素的侵害，而做出的一种身体反应。在怀孕初期，发生流产或胎儿畸形的风险比较高，因此很多孕妇容易呕吐，而且吃不下肉、鸡蛋之类容易变质的食物。我当时也有近三个月没有吃肉。要知道，我以前是一个只要心情不好就会想吃肉的人，在怀孕初期竟然会一想到肉就恶心。也有研究表示，孕吐的女性流产概率更低。如此来看，这种假设也并不是没有道理。

但是，我们对这种观点一定要小心解读。因为，一旦强调孕吐是一种正常的"保护机制"，就可能会导致人们不对这一问题进行干预和治疗，让孕妇独自承受孕吐带来的痛苦。

在现实生活中，有很多人都觉得孕吐是正常的，没有闲心去了解孕吐到底是一种怎样的感受。孕妇只要说"孕吐好难受啊"，很可能就会受到"大家都是这么过来的，又不是只有你难受"的指责，甚至还有人担心药物对胎儿产生不好的影响，不允许孕妇服用降低孕吐反应的药物。

我觉得，造成这样的局面，媒体要负一部分责任。在电视上，我们总是看到这样的场面：女性在饭桌前吃着饭，突然觉得恶心想吐，去医院检查，医生说："你怀孕了！"媒体总是把孕吐作为宣布好消息的信号，却完全不刻画孕吐给女性带来的痛苦。

就算去医院治疗，孕吐的症状也不是一两天就能消失的。如果孕吐不严重，医院一般不会进行任何干预，也没有特别好的治疗办法；如果孕吐比较严重，就会输一些葡萄糖和止吐药。但是，输液治标不治本。如果情况持续恶化，孕吐严重到影响正常生活，就需要住院治疗。然而刚刚出院，很多孕妇就又陷入孕吐的折磨之中。孕吐的生理机制到现在都还没完全弄清楚，尽管有很多学者和研究团队在研究相关药物，但这并非易事。

*

秀珍最终在怀孕 16 周时请假回了家，地狱般的孕吐一直持续到怀孕第 20 周。

"我还算运气好的。我当时想，与其这么强撑着，还不如请假回去休息，降低各方面的损失。幸好我是公务员，可以休产前假。如果我是在制度非常严苛的公司上班，肯定就得辞职，失去工作了。"

不久之前，我在地铁站看到一个瘫坐在地上呕吐的女性。旁边的人问她需不需要帮忙打 120，她用虚弱的声音说："没关系，不用打。"看她头脑清醒的样子，不像是喝多了，我估计她应该是一个刚怀孕的准妈妈。周围的女性都积极地递纸巾和湿巾给她。看着这一幕，我不由得想起了秀珍，也想起了曾经和秀

怀 孕 之 后

珍差不多的自己。今天又有多少个"秀珍"在晃动的地铁和公交车里痛苦不堪呢？真是令人难过又无能为力。

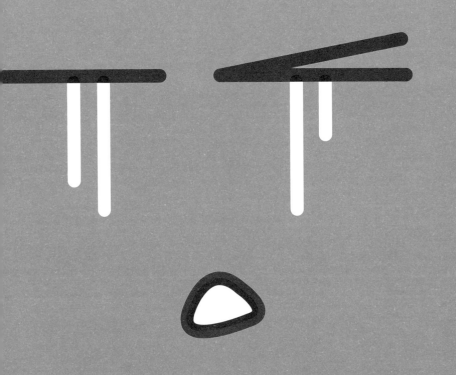

我的尾骨啊，求你消停一点儿

松弛素

"哈哈哈哈哈!"

"哎呀!不要碰我啊!"

我躺在沙发上,和丈夫一起看电视,丈夫趁我不注意突然挠了我的痒痒。原本这只是一个普通得不能再普通的小恶作剧,但我的尾骨却猛然传来一阵剧烈又尖锐的疼痛,就像是溜冰时一不留神摔了个屁股蹲儿一样。我不由自主地发出一声惨叫。

在那之后的每一天,尾巴骨都会传来好几次强度不同的疼痛感,好像隔一会儿就要通过这种方式来宣示它的存在似的。我觉得尾巴骨在幸灾乐祸地对我说: "我是你的尾巴骨啊,你没忘了我吧?"

这让我不禁开始自我怀疑,是不是怀孕早期出了什么差错?我在搜索引擎里输入了"孕妇尾巴骨"之类的关键词,才发现很多孕妇都有和我相似的困扰。有位孕妇在网上提问："怀孕后尾巴骨就会疼吗？这是正常现象吗？"在这个提问下，很多有经验的女性留下了回答：

"哎呀，肯定很疼吧？我之前怀孕的时候也一样，等分娩以后疼痛就会自然而然消失的。加油，忍忍吧！"

除了尾巴骨疼，有的孕妇还会出现环跳疼痛。所谓环跳，其实是一个穴位，叫作环跳穴，位于臀部和大腿之间。很多针灸师会选择在这个穴位扎针治疗腰痛。我没有找到"环跳疼痛"这个词的准确来源，也不知道它的专业用语是什么，但无论如何，孕妇的痛症都是相似的，腰部、骨盆、尾巴骨等处甚至痛得难以活动。为什么会这样？为了解开答案，我去找了相关的专业论文。

大部分研究指出，孕妇的骨盆和腰部疼痛，大多是一种叫松弛素的激素导致的。松弛素是一种多肽类激素，它可以使骨盆韧带松弛，使耻骨联合松开。这些都利于分娩时胎儿头部顺利通过妈妈的骨盆。从怀孕开始，松弛素就在影响各个关节，在整个孕期，它的分泌量可以增加整整 10 倍。举个例子来说明它的影响：女性骨盆前方正中央连接左右骨盆的耻骨，正常情况下中间缝隙为 3.5—4 毫米，而孕期在松弛素的作用下，这个缝隙

怀 孕 之 后

可达到10—13毫米。唉，光是想想都觉得痛。

由于松弛素带来的一系列身体变化，孕妇会感到腰部、骨盆等处疼痛。曾经有人针对79名因为腰疼而不得不停止工作的孕妇进行了相关研究，结果显示，腰痛最常见的原因，是构成骨盆的骶骨和臀部的尾骨之间的连接处出现了问题，也就是骶髂关节功能出现了障碍。之前我以为腰痛是肚子渐渐变大引起的，从来没想过竟然是激素的影响。

为了弄明白为什么躺着的时候腰痛得不到缓解，我继续查找了相关资料。有一个专门针对383名"上班族"孕妇进行的调查问卷显示，有39.7%的受访者觉得孕期各种不舒服的症状在躺着的时候更加明显。这是因为躺着的时候，胎儿和母体的体重对血管形成了进一步压迫。如果是侧躺，背部肌肉拉伸等问题也会造成不舒服的症状加重。

*

随着肚子一天天变大，疼痛也一天天加重。到了怀孕后期，即便是起床到两米外的厕所，都变得异常艰难。沉重的身躯加上松弛素的作用，让我瞬间变成了年过八旬的老太太。

我看着自己这副样子，不禁联想起已经去世的奶奶。在我的印象里，奶奶每次起身都十分困难。她趴在地上，两膝着地，两条腿依次伸直，用手扶着柜子、桌子之类的家具，用力将腰部抬起，这才起身。

我关掉电视，在漆黑的屏幕里，看到自己挺着个大肚子，吃力起身的样子，仿佛看到了奶奶。原来奶奶的每一天都是这么辛苦啊！

我向医生询问过有什么缓解疼痛的办法，医生解释说："这种疼痛是怀孕引起的，很正常。"随着疼痛日益加重，我再一次去咨询，医生尽管态度亲切，但给我的答案不变："这都是正常的。"

"医生，您这是说的什么话？我很痛啊，怎么能说是正常的呢？我连起身都困难了，难道不应该想办法帮我治疗吗？"

我十分无奈。站在一旁的丈夫帮我继续问医生道：

"要不帮她按摩一下吧？"

"疼的地方并不是用手能摸到的，所以估计按摩也起不了什么作用。"

怀 孕 之 后

"那要不要给她绑一个腰部固定带啊？"

"如果你觉得这能给她带来心理安慰的话，也不是不行……"

回到家以后，我穿着内裤，以一个丢人的姿势让丈夫给我绑上了腰部固定带。果然，几乎没有任何效果。

许多孕妇默默忍受孕期骨盆和腰部的疼痛，甚至在产后，仍有不少人要忍受慢性腰痛的折磨，因为连医生都说这是正常现象，无法提供有效的治疗方式。随着疼痛加剧，孕妇心理的创伤也逐渐加深。尽管如此，这个问题仍然没有引起社会的重视。

我始终不明白，为什么孕妇的身体疼痛在医学上会被当作正常状态呢？难道说在医学中，孕妇的身体是被抛弃的部分吗？

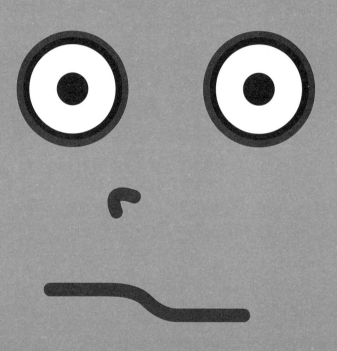

孕期生病，究竟该不该吃药

免疫与药物影响

怀孕之后，我最担心的就是生病。

在怀孕之前，我的身体就已经是个"小毛病集合体"了。连续五年不间断地平日加班、周末加班，小阶段工作完成后喝酒喝到凌晨三四点……这样的工作状态和生活作息，可以用乱七八糟来形容，自然，身体状态也是糟糕透顶，一感冒就加重的季节性鼻炎，还有各种各样的皮肤病，甚至带状疱疹都找上门来。当时医生是这样形容我的身体的：

"你继续这样下去可不行啊，你这身体到了 30 岁以后会有更多毛病的。"

我就是用这样状态的身体怀了孕。在怀孕初期，我的任务十分明确，那就是不要生病。要完成这个任务，首先就得吃得有营养，各类坚果、果干、营养剂、能量棒等，都纳入我的进餐列表中。原本就喜欢吃零食的丈夫显得比我还兴奋。

按道理说，我应该定时吃早餐，但活了几十年都没吃过早餐的我，根本没时间来好好安排自己的早餐。于是，我在便利店买一些即食的食物，例如半加工的炒饭，早上在微波炉里一热，吃完再去上班。办公室里整天开着空调，空气有些干燥。我就抱着大水杯，一杯一杯地往肚子里灌水，期间还不忘加上一片补充维生素的泡腾片。

在卫生方面我也花了些心思。有研究表明，雾霾中的有害成分对孕妇和胎儿都有不利影响，于是，到了雾霾严重的冬天，一次性订购 20 箱口罩就成了我的日常操作。此外，我每天洗手的次数超过十次，人多的地方也尽量不去。

当然，充足的睡眠也是必须要保证的。每天晚上回到家后，我就自动跑到床上躺着（这也不是我能控制的，实在是自从怀孕后每天只想睡觉）。

怀孕之后，生活肯定会有所变化。孕吐严重的时候，我除了躺着什么都不想干。所以上班的时候，我一心只想着早点儿下班，赶紧回家躺着，千万不要加班。怀孕后工作量并不会有所减少，所以我必须在工作时间内消化掉当天的所有工作。

然而，要在身体状态不好的时候提高工作效率，并不是一件简单的事情。首先，要增加自己坐在办公桌前的时间，少去接一次水，少去泡一次咖啡，就连手机都要倒扣在桌上，能少看一次是一次。做好当天的工作计划，在内心告诉自己，这些计划必须在下班之前全部完成。工作了一整天，快要下班的时候，别人都已经精疲力尽，而我的眼睛却更有神了，因为我满脑子想的都是，必须要在剩下的时间内结束工作，于是脑部和手部的运行速度都更快了。

就这样，在公司里，我每分每秒都拼命工作，没有浪费一点儿时间。没错，怀孕之后我的工作态度比怀孕前还端正。

我从未想到我还有这样的一面。曾经那个把加班、通宵工作、饮酒过量当作日常，把咖啡当水喝，一天三顿都下馆子，对空气质量毫不关心的粗枝大叶的我，竟然会如此小心翼翼地生活。因为，我不是一个人了，肚子里的孩子无时无刻不在提醒我，必须要规律作息，好好生活。

但是，不生病这个目标可不是我一个人努力就能实现的。在雾霾严重的天气里，仍然会有人觉得关窗太闷，不停打开办公室的窗户透气；上下班的路上会有人吸着烟，给我输送"二手烟"；还有同事贴着我的耳朵嘀嘀咕咕地告诉我他得了流感的消息；挤地铁的时候，对面的人不停地对着我的脸咳嗽……

据悉，怀孕之后人体的免疫力会降低。所谓免疫，就是在面对外部入侵的病毒或细菌时，身体所产生的保护反应。引起免疫反应的物质叫作抗原。从孕妇的角度来说，胎儿其实也是一种抗原，因为胎儿的基因有一半来自于父亲，而胎儿父亲的物质对于孕妇来说，就是一种外来物。

所以，为了维持正常怀孕，孕妇的免疫系统必须采取措施，避免攻击胎儿。这在医学上被称为"免疫学宽容"。

即便如此，也不能为了保护胎儿而无限制地抑制母体的免疫活动。因为免疫力降低，会增加母体被病毒、细菌等感染的概率，这对胎儿的健康也是不利的。因此，每个孕妇的免疫系统都在保护胎儿和保护母体之间保持着微妙的平衡，就像是走钢丝，每一步都得小心翼翼。

如果这种特殊的免疫平衡被打破，就很有可能会发生反复流产、早产、妊娠期高血压等情况。有研究表明，有 1% 左右的孕妇会发生反复流产（怀孕 20 周之前自然流产两次以上），其中免疫因素引起流产的占 40%。

怀 孕 之 后

女性在怀孕之后，免疫力到底会下降到什么程度呢？为了寻找到答案，我翻阅了无数书籍和学术研究，但是很遗憾，没有任何一项研究能够清晰地用数值告诉我免疫力到底下降了多少。

其实，对这个结果我也并不意外。人体的免疫系统其实非常复杂，光是参与免疫反应的免疫细胞，就有 T 淋巴细胞、B 淋巴细胞、K 淋巴细胞和 NK 淋巴细胞等。在采访取材的时候，生命科学家也是用"十分复杂"来向我形容免疫系统的。即便是对没有怀孕的普通人的免疫系统，我们的认知都还十分有限，更何况是身体发生巨大变化的孕妇。

虽然没能得到想要的答案，但我在查阅文献的过程中也不算是毫无收获，我找到了有关怀孕后免疫系统如何调节的文献。根据《科学》杂志 2012 年发表的一篇文章，科学家们利用小白鼠进行了相关实验，结果显示，即使被受精卵黏附，子宫内膜细胞也没有产生引发炎症、激活免疫细胞的化学信号。研究人员还在子宫内膜的细胞中，发现了相关基因的变形。

另外，有研究表明，孕妇体内某些特定的免疫反应其实比怀孕前更强了。2014 年发表的一篇研究文献表示，针对流感，孕妇的免疫反应比普通人更为强烈，但是这样反而对孕妇身体不利。举个例子，2009 年甲型 H1N1 流感来袭的时候，美国总人口中孕妇的比例为 1%，而流感死亡人数中孕妇的占比高达 5%。

研究人员分别提取了孕妇和未怀孕女性的血液，使其暴露在 A 型流感病毒当中。结果显示，孕妇的免疫细胞（自然杀伤细胞和 T 淋巴细胞）明显比未怀孕女性的免疫细胞反应更为强烈，产生了更强的免疫反应。如果人类在感染某种病毒后产生过度的免疫反应，免疫系统就会攻击人体的正常细胞，严重时可能会导致死亡（埃博拉病毒就是一个典型的例子）。为了避免这样的情况发生，研究人员建议孕妇一定要打流感疫苗。

2017 年的一项研究表明，孕妇的免疫系统会根据怀孕时长而变化。研究人员希望通过怀孕的时长，来进行孕期相关病理和预防早产的研究。

*

在孕期，孕妇大多要经历不同程度的孕吐、尾巴骨疼痛，甚至还有头痛等症状。每天要拖着沉重的身体挤高峰期的地铁，还要随时和不稳定的情绪抗争。但即便如此，大多数孕妇都比从前更为努力地工作，因为她们很担心即便自己完成了工作任务，也会被别人认为仗着孕妇身份不好好工作。于是她们总是会更努力一点儿，再多做一点儿。

　　　　　　　怀 孕 之 后

然而，如果不幸患上了感冒，这股干劲儿就会因为身体不适而消失。由于担心药物对胎儿造成不良影响，包括我在内的大多数孕妇感冒后都不会到医院就诊或按处方吃药。即便危险概率只有1%，准妈妈们都会尽全力不让自己的宝宝冒险。

在怀孕之前，我的信条是：生病了一定要吃药。在被病痛折磨的时候，明明有办法让自己解脱，但是故意不用，这让我难以理解。等到了怀孕之后，我总会想"是药三分毒"，总会设想药物对胎儿的影响，鼓励自己为了胎儿的健康忍一忍。

其实，这种心态来自我们对药物那种根深蒂固的不信赖。

"实验结果表明，那种药物对胎儿没有任何副作用。但是，会不会是实验设计得不周密呢？"

"现在看来没问题，谁能保证以后都没有问题呢？"

"发生副作用的概率是0.01%？如果落在我身上，那就是100%啊！"

老话说，是药三分毒，没有什么药物能够真正做到副作用为零。药物没有腿，没有眼睛，更没有大脑，不能自行判断病痛的部位，然后精准直达该部位再发挥作用。我们吞下药物之后，药物会经过胃肠道的分解吸收，再通过血液输送向全身，在身体的各个角落发挥药效，从而达到帮我们缓解病痛的效果。在这样广阔的范围中，药物必然会产生副作用。如果一种药物没有任何副作用，那它很可能也无法治病。

那么，这副作用是多是少？是否致命？这些问题都是我们不得不去考虑的。

这样的心态我很难准确地用文字表达。在怀孕之后，我对入口的所有东西都要求严格。食物我要吃最好的，要吃没有打过农药的有机食品，即便我知道这很可能是商家的噱头，但只要主打"自然""健康"，我就忍不住购买。至于吃药，即便头痛得难以忍受，我仍旧不愿意碰药物。

这样的我是不是很愚蠢呢？但是看到有孕妇问出"保胎药也是药啊，吃了会不会有副作用"这种问题时，我发现不仅仅是我，所有人都对药物存在着深深的不信赖感。

我想为这种担忧寻找权威的解决办法，但是医院的妇产科无法给我明确的答案，其他科室又根本不接受孕妇的询问。

怀 孕 之 后

于是，我只能继续劝自己"不疼，忍忍就好了"，即便忍耐的过程中充满了艰辛和疼痛。

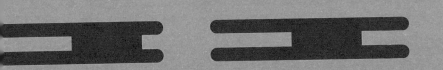

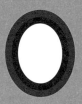

男孩？女孩？

胎儿性别

"接点儿你的小便给我。"

"你要这个干吗？"

"哎呀，别废话，赶紧给我。我去测测是男孩还是女孩。"

周末一大清早，我被丈夫吵醒，还没反应过来，就被推到了厕所里。丈夫不知从哪里听说，把苏打粉放入孕妇的小便，如果产生的气泡多，怀的就是儿子，反之就是女儿。我一边笑丈夫"你连这个都信"，一边忍不住盯着小便和苏打粉的反应。

*

怀孕 8—9 周的时候，肚子里的胎儿就像小熊软糖一样，圆滚滚的，十分可爱。到了 12 周的时候，就有了明显的胳膊和腿，大致具备人类的轮廓。那时候会给人一种"我肚子里原来真的养了一个人啊"这样的感受。也许正因如此，网络论坛里有很多这个时期胎儿的超声波照片。

在胎儿初具人形之后，自然也引起了很多有关性别的讨论。判断胎儿的性别，有一种办法是观察刚产生的生殖器和脊椎之间的角度，也就是通常所说的"角度法"。

出于好奇，我查阅了相关资料，发现这个所谓的"角度法"好像并没有确切的科学依据。有篇资料附了几张引用自某些论文的照片，甚至还有论文的英文标注，但我没有找到这些论文的官方来源。根据我的经验来看，这篇资料里提到的论文，很有可能是几十年前发表的，因为没有得到验证而被废弃了。

到了怀孕第 16 周的时候，通过超声波就可以看到胎儿的生殖器，于是医生会暗示："长得真像妈妈（爸爸）。"韩国现行的《医疗法》中规定："在怀孕 32 周之前，医护人员不得将在诊疗和检查过程中得知的胎儿性别告知孕妇、家属以及其他相关人员。"不过，现在韩国因为胎儿性别而堕胎的情况很少见，所以医护人员一般都会以暗示的方式告知性别。

在怀孕之前我肯定会觉得，12—16 周不过一个月的时间，有必要折腾出这么多法子，去提前探知胎儿性别吗？但是自己怀孕

怀 孕 之 后

之后，我就不这么想了。

任何事情，只有真正落到自己头上，才能理解当事人的心态。一直以来，我都抱着"生儿生女都一样"的态度。每当有人得知我怀孕的消息，接下来都会问一句"男孩女孩啊"，我总是假装不在意地回答"还不知道呢"，但是内心仍然忍不住会好奇。我肚子里的胎儿，染色体究竟是 XX（女孩）还是 XY（男孩）呢？

当然，作为一名科学记者，我还是有我的坚持的，不会去轻信网络上那些未经科学证实的"土办法"。但是，理科专业出身的我丈夫，竟然开始研究各种不靠谱的测试方法，忙得不可开交。他学习了网传的"角度法"，来来回回多番测试，得到的结果都是女儿。他看着我的眼睛，郑重地把这个结果说了好几次。没过几天，他又拿着一本不知道在哪里买的"皇室秘籍"回家，翻来覆去看了几遍之后，又对我说："真的是女儿。"最后，他逼着我尝试所谓的最准确的办法，就是在小便里加入苏打粉。我快被他折腾得崩溃了。

*

在自然怀孕的情况下，我们真的有办法选择胎儿的性别吗？

首先告诉大家结论——这是不可能的。在精子和卵子相遇的瞬间，胎儿的性别就决定了。女性的卵子中只含有 X 染色体，而男性的精子中则含有 X 或 Y 染色体。精子携带的染色体，决定了受精卵的染色体是 XX，还是 XY。生男生女，就是个概率学问题而已。

有一天，我从朋友那里听说，有人为了能自己决定生男生女，会去借助排卵试纸。所谓排卵试纸，就是可以预测排卵日期的试纸。在女性体内，大约有 200 万个原始卵泡（未成熟的卵子）。每到生理周期，就会有一个原始卵泡成熟，成熟的卵子在排卵期时排出。从怀孕前最后一次生理期开始那天算起，大约两周过后，促黄体生成素就会促使卵泡排卵，而排卵试纸就可以检测到这种激素。

排卵试纸的使用方法并不像想象的那么简单。促黄体生成素只在排卵的那一两天时间里维持较高浓度，因此必须每天坚持测试，而且要在每天的同一时间，尽量空腹测试，才能保证结果的准确度，还要在试验线和对照线都显示的那一天和丈夫同房。这是要花费大量时间、大量精力才能做到的。

排卵试纸为什么会成为选择性别的法宝呢？据说是因为携带 Y 染色体的精子比携带 X 染色体的精子游行速度更快，但是寿命

怀 孕 之 后

更短。这是美国生殖生理学家朗德姆·B. 谢特尔兹（Landrum B.Shettles）博士于 20 世纪 60 年代提出的理论。1970 年，"谢特尔兹理论"正式发表于医学杂志，并广泛流传。

根据这个理论，如果想要女儿的话，那就要在排卵日之前同房。那样的话，等到正式排卵的时候，携带 Y 染色体的精子已经死了，只剩下携带 X 染色体的精子。如果想生儿子，就应该在排卵日当天同房，因为携带 Y 染色体的精子游得更快，能率先与卵子结合。

然而，随着医学发展，现在的科学家们却并不认可这个理论。20 世纪 60 年代，谢特尔兹博士观察精子用的是相差显微镜，在科学技术高速发展的今天，科学家们一般会使用精度更高的计算机辅助精子分析技术（CASA），或是荧光原位杂交技术（FISH）。通过这些现代高新技术，科学家们并没有发现携带 Y 染色体的精子比携带 X 染色体的精子游行速度更快。此外，有研究者对 221 名女性进行了跟踪调查，结果显示，在排卵日之前或当天同房，与生男生女之间并无直接关联。

当然，现代医学技术高速发展，我们已经有了可以决定生男生女的技术，比如精子分选技术，使用技术手段挑选出携带 X 或 Y 染色体的精子，进行人工授精。采用体外受精的夫妻就可以用这种技术。胚胎着床前还可以用基因诊断法来筛选胎儿的性别，但性别筛选有可能会对胎儿产生不良影响，再加上费用高昂，所以使用这种技术的人并不多，掌握这种技术的医院也并不多。

在 21 世纪的今天，不会还有因为生不出男孩就责怪儿媳的婆婆吧？长辈对小孩有性别歧视的更是没有了吧？至少我希望没有。希望鉴别胎儿性别的各种土办法，只是各位准父母的小乐趣。

*

"你这是头胎吧？我跟你说，家里的大女儿啊，才是一个家最大的本钱。"

在怀孕第 16 周的时候，为我做产检的医生说了上面的话，暗示我怀的是个女儿。

在以前，家里的长女早早地放弃学业，做农活，去工厂打工，承担哥哥弟弟们的生活费和学费，长大了以后还要和大嫂一起承担赡养父母的责任，这就是所谓的"最大的本钱"。我没想到，到了今天，仍然还有人会如此形容长女。虽然我很享受即将拥有女儿的喜悦，但越是回想医生的话，我就越是生气。

怀 孕 之 后

朋友们听说我怀的是女儿之后，纷纷表示"你有福气喽"。在我看来，"你有福气喽"这句话，不仅对怀着女儿的我不礼貌，对怀着儿子的妈妈们也是一句无礼的话。

据说，最近的人们都想生女儿，因为女儿比儿子更听话，更容易养。到了自己年迈的时候，女儿一般也比儿子更为孝顺、贴心。所以，在现代社会，有的人会对生了儿子的家庭投去同情的目光，在我看来这是十分无礼的行为。

"出生在韩国的长女，越早让父母失望，才会越早得到解脱。"

不知道什么时候，我在网上看到了这句话。它原封不动地传达了长女们的苦衷，让我很是心痛。我希望我的女儿不要成为公认的乖孩子；希望她不要为了让包括爸爸妈妈在内的人高兴，而改变自己的人生方向；希望她不要像传统观念所希望的那样，违心地做个温文尔雅，对任何人都面带微笑的女人。家里的事本就该由父母处理，我希望她不要因为这些事情而烦恼，甚至无法过好自己的人生。我希望她成为一个自由勇敢的女人，世界上没有什么不可逾越的，她只要雄赳赳、气昂昂地向前走就好了。

我知道，即便我抱着这样的心态养育女儿，但是社会习惯仍是可怕的。在全社会的力量下，我的女儿仍然不可避免地会有韩国长女的某些特性。

举个最简单的例子，很多长女从小就被要求学会照顾别人的感受，学会照顾弟弟妹妹，好像大家都默认长女有照顾他人的义务。总有一天，我的女儿也会因为这个社会强加给她的义务而烦恼。

"你要让着弟弟妹妹呀，这样才是妈妈的乖宝贝。"

"原来你是家里的长女啊，怪不得这么稳重。"

"给爸爸盛碗饭。"

即便现在我已年过三十，但内心深处仍觉得，我必须比弟弟承担更多家里的责任。我似乎已经有了照顾别人的习惯，或者说是下意识。

这种感觉不仅体现在家庭生活中，在社会生活中也时有体现。和朋友们去吃饭的时候，我总是自然而然地为大家摆餐具、倒水、盛饭。事后反应过来，我才发现这都是长女的生活经验在我身上刻下的痕迹，感觉自己的后脑勺像是被狠狠地锤了一下。

怀 孕 之 后

人生就是这样的，从小到大的经历，总是悄无声息地在你身上留下深深的烙印。而我，不想让我女儿的身上也有这种烙印。

顺便说一下，我肚子里怀的确实是女儿。

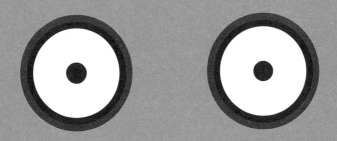

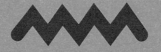

整个人生经历中最可怕的头痛

孕期头痛

"我的头要炸了！"

我原本以为这种话是夸张的表现，但在怀孕之后，我才切身体会到了这种感觉。

和大多数上班族一样，我偶尔也会头痛。随着工作任务结束日期的临近，需要处理的事情堆积如山，在这样的压力下，我经常觉得头痛、胸闷。但是怀孕期间的头痛却是完全不一样的感觉。整个人都不想动弹，连敲键盘的力气仿佛都没有了。唉，即便现在回想起来，还是觉得太可怕了。

在网络论坛上，头痛的话题也随处可见。

"我怀孕之后头痛得不行，只有我一个人这样吗？"

"我的头太痛了，能不能吃止痛药啊？"

*

怀孕究竟会不会引起头痛？医学上又是怎么解释的呢？

在查阅了相关资料之后，我得到了和预期相反的答案。一项研究报告显示，有 25% 的育龄女性患有偏头痛，这是生理期开始之前雌激素减少引起的。因此，研究者们认为，偏头痛和雌激素的分泌量有关。

根据这个思路，在怀孕期间，雌激素大量分泌，偏头痛应该会有所好转才是。有研究发现，患有偏头痛的患者中有 60%—80% 的人在怀孕期间症状的确得到了缓解，甚至是消失。

那么怀孕期间的头痛又是怎么回事呢？

在一项针对 2434 名孕妇进行的研究中，有 10% 的研究对象出现了头痛症状。还有一项针对 1101 名孕妇的研究，在 1029 名怀孕前就有头痛症状的女性中，有 848 名在怀孕时也出现了偏头痛。另外有 36 名女性在怀孕前没有偏头痛，但怀孕后出现了偏头痛。还有 40 名孕妇出现了其他类型的头痛。研究者认为，怀孕后的孕吐、脱水等身体原因，还有压力等精神原因才引起了头痛。

当人体血糖下降时，供应脑部的能量就会不足。为了得到充足的能量，大脑会指挥血管收缩，加快血液的流动速度。在这个过程当中，血管周围的神经末梢就会受到刺激，人就会感到头痛。这就是过度减肥时人会头痛的原因。而类似的事情在怀孕期间，尤其是在害喜最严重的时候也会发生。

不过，我怀孕时并没有吐到什么都吃不下的程度。因为空腹时害喜症状会加重，所以我总会时不时吃点儿小零食。再加上我丈夫本就喜欢吃零食，借着给宝宝补充营养的名义，自己买了很多水果、麦片和饼干之类的，在家里堆放得到处都是。我看着这些零食，手也总是忍不住伸过去。总而言之，在怀孕期间，我根本没有血糖低的可能。

排除了低血糖的原因，我开始怀疑是戒咖啡引起的头痛。怀孕之后，我就立刻戒了咖啡，但在论坛上我看到很多帖子说，医生建议她们头痛的时候喝一杯咖啡试试。

在日常生活中我们经常听到，有喝咖啡习惯的人如果突然戒掉咖啡，就会出现头痛现象。这是因为咖啡因可以促使脑血管收缩，如果突然戒掉咖啡，脑血管就会缓慢恢复原状，而这个恢复的过程就会导致神经受到挤压，从而诱发头痛。根据国际头痛疾病分类第三版（The International Classification of Headache

Disorders 3rd Edition，即 ICHD-3）的介绍，"咖啡因戒断式头痛"指的是连续两周以上每日咖啡因摄入量超过 200 毫克的人，在戒断咖啡因之后，24 小时之内出现的头痛症状。这种头痛一般会在戒断咖啡因一周后消失。

看了这些文献之后，我再回想了一下自己的经历，发现自己在戒咖啡之后的一两个礼拜内，头痛症状是最严重的，在那之后便有所缓解。所以，我觉得我的头痛并不是怀孕引起的，而是戒咖啡引起的。

那么，怀孕期间究竟能不能喝咖啡呢？

妇产科医生告诉我，在怀孕时，适量摄取咖啡是完全没有问题的，每天喝一两杯原豆咖啡，对胎儿不会造成任何伤害。美国国家食品药品监督管理局建议，孕妇每日的咖啡因摄取量不要超过 200 毫克，韩国食品药品监督管理局的建议是不要超过 300 毫克。

*

在怀孕之后，我们总是面对这样那样的恐惧，总是要做出这样那样的选择，又总是在这样那样的过程中，发现自己终究不够

怀 孕 之 后

理性。"头痛与咖啡的拉锯战"就是这样的过程。

即便有无数的研究告诉我们，怀孕过程中适量摄取咖啡不会对母体和胎儿造成任何影响，但怀孕后的我，仍然做出了戒咖啡这样的决定，理由之一是孕吐。

在怀孕初期，我总是恶心想吐，于是我主动舍弃了咖啡，选择了酸爽可口的冰饮料。我曾经在冬天上班的途中，端着一杯加冰的柠檬柚子茶，嘴里还嚼着饮料里的冰块。这种在常人眼里难以理解的事情，却成了我缓解孕吐的良药。自然而然地，那段时间我远离了咖啡。

我戒咖啡的第二个原因，是整个韩国社会对咖啡因普遍的恐惧心理。在怀孕之后，这种恐惧在过度紧张的情绪中，被更加放大了。我总是会想，喝咖啡之后会不会流产？咖啡因会不会影响胎儿发育？即使是现在，人们都还没有完全了解胎儿对咖啡因的反应机制，能确定的只有咖啡因的确能穿过胎盘。

然而，我们在讨论一种食物对人体的影响时，不能越过的一个问题，就是"量"。比如碳水化合物、脂肪、盐、白砂糖等，这些食物本身都是没有毒性的，但如果过量摄入，则会引起心血管疾病或是肥胖等。

咖啡也是如此。适量的咖啡可以给充满困意的身体注入新的活力。疲劳会促使人的大脑产生腺苷类物质，腺苷如果和受体相结合，就会抑制神经元活动，让人产生困意。咖啡因具有和腺苷类物质相似的结构，它能够代替腺苷与受体结合，却不会抑制神经元的活动，从而延缓困意的到来。

简单来说，腺苷和受体就像是一对恋人，一结合就会让人犯困，而咖啡因可以妨碍它们结合。

另一方面，过多饮用咖啡则会给胃部造成负担。在做胃镜检查的时候，医生是这样对我说的："有一点儿轻微的胃炎，但是不用太过担心，80% 的上班族都有这种情况。不过，你还是少喝点儿咖啡为好。"此外，有研究表明，过度摄入咖啡对骨骼和心脏有害。

其实，咖啡和很多食物，比如盐一样，过量摄入就会给人体健康带来不好的影响，但是我们从未听过有人因此而戒盐的，却总是听说有人选择戒掉咖啡。我认为，这是因为人们的内心深处对咖啡有一种恐惧，尤其是孕妇。

有人推测，早前一些实验在设计上的错误，导致咖啡的危害被无限夸大，并在人群中广泛传播。到如今，想要改变人们对咖

怀 孕 之 后

啡的固有认知已经很困难了。在这一点上，咖啡和味精的遭遇十分相似。

1968 年，有一个美国人给某医学周刊写了一封信，称自己在中餐厅吃过饭之后，出现了心跳加速、后脖颈酸痛的症状。在这之后，便有了"中餐厅症候群"这样的说法。在实验中，研究者们将中餐常用的味精过度注射到实验鼠的体内，造成鼠的脑组织反应异常，并将这个结果以论文形式发表在了某医学周刊上。由此，人们普遍认为味精对人体是有害的。

实际上，这是一个存在诸多问题的实验。按照实验鼠体重和注入味精量的比例，研究人员相当于给一个体重 60 千克的人注入了 120 克（一小袋）味精，显然这是过量的。根据最新的研究，摄入适量的味精对人体是无害的。

咖啡是否会引起流产，也要看摄入量。实验研究表明，给怀孕的老鼠注入过度的咖啡因，的确会导致流产，但注入的浓度是非常大的，人们在日常生活中不太可能会摄入如此大量的咖啡。根据实验数据，要导致老鼠流产，平均每千克老鼠体内需要注入 250 毫克的咖啡因。将这个量换算到普通体重的成年人身上，则相当于每天喝 60 杯咖啡才会导致流产。

"咖啡因中毒"这种概念可能也是导致人们对咖啡怀有恐惧心理的原因之一。

有许多专家认为，"咖啡因中毒"这种说法就是天方夜谭，这词语根本就不该存在。如果突然停止喝咖啡，有的人确实会出现头痛、打瞌睡等症状，但是，这些症状十分常见，形成的原因也很多，不能将其视为禁忌症状，而且，这些症状大多会在一两个礼拜内得到明显改善。这和需要药物介入治疗的药物中毒、成瘾等完全不同。

专家、医生这样的人群和普通孕妇在认知上存在着很大差异。有关孕妇头痛与咖啡因之间联系的研究结论，也很难在普通人群当中传播。即便妇产科医生都会向孕妇做科普，但是仅靠医生的只言片语，是很难让孕妇安心的。孕妇总是希望得到更多、更详细、更专业的信息。在互联网如此发达、网上信息真假难辨的今天，在网上查阅资料成了孕妇获取信息的主要方法之一，这也导致科普更加难以进行。

*

在度过了不太稳定的怀孕初期之后，我就没有再戒咖啡了。有时候即便不喝咖啡，也要闻一闻咖啡的味道，我才能继续工作。

为了严格控制咖啡因的摄入量，我给自己规定：如果是原豆咖啡，那就一天只喝一杯；如果是咖啡因含量较低的咖啡，一天则可以喝三杯。如果不是咖啡的支撑，脑袋昏昏沉沉的我，也不可能写出这本书吧。

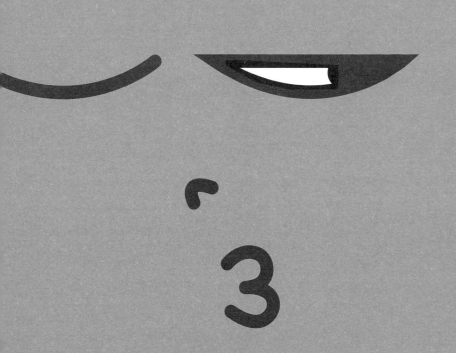

好想有性生活啊

孕妇的性生活

~~~~~~~~~~~~~~~~~~~~~~~~~~~~~~~~~~~~~

"怀孕之后，你和你丈夫有没有……那个啊？"

听到我怀孕的消息之后，跑来祝贺我的朋友如此问道。虽然她是凑到我耳边悄悄问的，但我还是被吓了一大跳。还没等我回答，朋友便继续说道："你怀孕这么累，他不会还……"

我尽力维持着表面上的平静，假装不在意地说："没有啦，现在我才刚怀孕，我们都有点儿害怕，所以没有……"

在我怀孕的时候，我丈夫的立场一直是坚定的，他觉得在生小孩之前不应该再和我发生关系。然而，在医院检查的时候，虽然我们夫妻二人没有主动问，医生却主动表示，正常的性关系不会影响胎儿的健康。

性生活会影响胎儿健康的固有观念，不知从何时起在我们的思想中扎了根。这种没来由的盲目恐惧，让无数的准爸爸准妈妈压抑着性欲。我一直没留意丈夫的感受，直到有一天，他洗完澡后躺在床上说：

"老婆啊，怀孕怎么要那么久啊？好想和你有性生活啊！"

说完这句话之后，我和丈夫都吓了一跳，直愣愣地看着对方。

"嗯？我刚才把心里话说出来了吗？"

我和丈夫都忍不住哈哈大笑起来。是啊，我又何尝不是这么觉得呢？感情很好的我们，这段时间吃了晚饭后就平平淡淡地睡觉了，以前被窝里的活动全部被迫取消。不仅是我，我的朋友们也都是如此。一位朋友曾说：

"我不是怀孕了嘛！我老公说只要一想到小孩在我肚子里，他就怎么都不敢做。"

那时候的我还没有怀孕，听到这种话，总是半开玩笑地说："他那么大人了，难道不知道自己解决啊？没结婚的时候他不也自己过了！"

没有亲身经历，就不要轻易去评价。那时候，我万万没想到自

怀 孕 之 后

己也会饱受同样的折磨。

进入怀孕中期（14—18周）后的某一天，我睡到半夜突然惊醒，带着还有一些朦胧的意识环顾了四周——还好，我还躺在昨晚睡着的床上，刚才只是个梦。可是那个梦太过真实，真实到了让我对睡在一旁的丈夫内疚的程度。

在梦里，我和一个陌生男子在一个小胡同里，正在……我甚至还感觉到了性高潮。真是日有所思，夜有所梦，平日里某种情绪被压抑，就会出现在梦里！或许，青春期男孩子的梦境就是这样的吧？真是让人觉得太羞耻了。

在那之后，我还做过几次类似的梦。我的性欲空前爆发。难道是因为胸部的增大，让我有了些前所未有的感觉吗？我的身体好像比之前更加敏感了。为了缓解这种欲望，我只能自慰。但是，自慰总是带给我负罪感。不只是我，每一个女性想必都有相同的困扰。从小到大，我们自然而然地觉得自慰是一件见不得人的事，甚至是一种罪过，更何况现在自己不是一个人了，肚子里还有一个孩子。自己好像犯了什么滔天大错，带着孩子做了什么违背公序良俗的事情。只有我一个人有这样的感觉吗？

美国医生莉莎·瑞金（Lissa Rankin）在《我的朋友是妇产科医生》一书中这样写道：

"怀孕之后，体内的雌激素和黄体酮含量会快速增加，流经骨盆的血液量会增加，胸部会变得更加敏感，阴道也会更加湿滑。没错！这些因素合在一起，仿佛形成了天然的催情药。有了更强烈的性欲，当然就会想要拥有性生活。"

那女性会不会因此而更容易获得性高潮呢？回想一下性爱时的体验，我们和爱人相互亲吻，相互爱抚，心跳加快，血流加速，乳头变得坚挺，阴部变得敏感，阴道也变得湿滑。啊！怀孕之后的我们，不就是这种状态吗？在通往性高潮的路上，孕妇仿佛赢在了起跑线。早知如此，我就不一味地忍耐了！

不过，随着对资料研究的进一步深入，我的认知又开始混乱。莉莎·瑞金在她的书中也有过这样的表述：

"另一方面，有的女性在意识到自己的身体变化是由怀孕引起的之后，性欲就会大大降低，甚至有的女性只要一想到性爱，内心就会不舒服。"

美国作家海蒂·莫可夫（Heidi Murkoff）在她的育儿畅销书《孕

期完全指导》中，专门开辟了一部分关于性欲的内容。她将"性欲增加"和"性欲减退"两种现象都解释为激素的作用，也就是说，怀孕的时候，随着激素的增加，乳房变大变敏感，通往生殖器的血液量增加。对于有的孕妇来说，这些现象会让她们性欲增加；相反，对于另一些孕妇来说，这些则会诱发一系列疼痛，让她们性欲减退。

其实理解这一点并不难。我们都知道，即便是在同样的地方，和同一个人发生性关系，也会因当天的心情和状态不同，体验大有不同，达到高潮的感觉和时间都会有差异。更何况是在激素增加，身体变化更多的孕期呢。所以，即便是同样的雌激素增加，作用到不同的人身上，当然就会有不同的结果。拿我来说，即便性欲增强了，但也有一段时期哪怕是穿衣服时不小心碰到乳头，都会传来一阵疼痛。

我匿名在女性论坛留下了自己的疑问："怀孕后我的性欲增强了，大家有没有类似的情况？"结果我得到了很多回复。有的人在性欲增强之后，开始看以前从不看的情色电影；有的人虽然性欲没有明显增强，但晚上也会做一些令人羞耻的梦；有的人在性欲增强之后尝试和丈夫发生关系，但实际体验并不舒服。还有人告诉我，怀第一个孩子和第二个孩子的时候，性欲会有所不同。

事实上，在怀孕期间，不论性欲增强还是减弱，都没有正常与不正常之分。莉莎·瑞金在书中写道："不论性欲是增强还是减弱，都是正常的。你的人生正在经历一个大的变化，性欲当然也会有所改变。"

*

遗憾的是，"综合性功能"到怀孕后期（28—40周）就开始逐渐减弱。医生在判断女性是否出现性功能障碍的时候，最常使用的是女性性功能指数调查量表（Female Sexual Function Index, FSFI）。问卷由性欲、性兴奋程度、阴道润滑度、性高潮、性生活满足感以及性交疼痛度等几方面问题组成，得到的分数越低，则说明性功能越差，反之则说明性功能较好。如果分数低于一定程度，则可以判定为性功能障碍。2014年，波兰有一个研究团队针对168名孕妇进行了相关研究。2016年，美国的一个研究团队则针对623名孕妇进行了研究分析。两项研究报告均指出，在孕期，女性的性功能会越来越差。

在有关怀孕和生育的书籍当中，我们常会看到介绍性生活的文字，甚至是图片。以前在图书馆看到时我会十分惊讶，毕竟在公共场合看关于性生活的图片，还是让人很不好意思的。但是现在我觉得，这类书籍中插入这些内容是十分必要，而且很有意义的。我甚至会思考，如此有用且重要的内容，为什么没有加入女性健康和卫生相关的书籍里呢？已婚女性的性生活，难道不应该是成年人可以轻松谈论的话题吗？

虽然怀孕期间我没有和丈夫发生性关系，但不代表我在这期间一次都没有感受过性高潮。单单是在梦中，我就有过两次这样的体验。不过，这两次梦醒之后，我并不觉得愉悦和舒服。这不仅仅是因为心理上的慌张和内疚，还因为一些身体上的变化。在性高潮来临的时候，我的肚子会紧绷，子宫会收缩，接着便是痛经一样的疼痛感。不过幸运的是，目前并没有性高潮子宫收缩会影响胎儿健康的科学论断。那些所谓的"在性生活中更容易达到高潮的女性，在怀孕时更容易流产"的说法，也不过只是传言罢了。

*

我曾经在论坛里看到过这样一段话："婆婆说，顺产会降低产后性生活的质量，所以让我必须剖腹产。"这段话引起了激烈的讨论。

"你婆婆怎么能说这些话呢？也太令人生气了。"

"其实你婆婆挺坦诚的，我就希望能和我婆婆有这样的对话。"

"你婆婆说的性生活质量，是说你的还是你丈夫的啊……"

…………

姑且不论婆婆到底该不该跟儿媳说这样的话，我们先来关心一下顺产究竟会不会降低产后的性生活质量。首先，研究表明，顺产并不会影响女性的性功能。2017 年，一项针对 452 名孕妇展开的研究调查显示，在产后性功能是否正常这方面，剖腹产的女性并不会优于顺产的女性。研究指出，女性的性功能和其分娩的方式并无直接联系，女性到了产后 6 个月，性功能基本会恢复到怀孕之前的状态。其他相关研究也得到了相似的结果。所以，各位女性同胞，不要被各种传言和压力牵着鼻子走。要结合自己身体的具体情况，在专业医生的指导下选择分娩方式，这是你的权利！

*

令人遗憾的是，在产后的一段时间里，我的性欲几乎为零。母乳喂养之后，催产素含量会在大脑内急速增加。催产素有一个别名，叫作"幸福激素"，然而，我却在丈夫身上找不到什么幸福〔对不起，我的丈夫〕。生产之后，阴道也变得干燥，增加了性爱的难度，可能这也是我没有性欲的原因之一。据说，这是产后激素减少的典型症状，而这种症状和女性更年期时的症状十分相似。另外，如果丈夫爱抚我的乳房，乳汁就会哗啦啦地流下来，让人瞬间就没有了继续下去的冲动。

在一篇名叫《孕妇的性》的文章中，我学到了很多。首先，每个孕妇都不一样。不管是怀孕期间性欲增强还是减弱，性生活满意度提升还是降低，不管在产后与丈夫过性生活的次数增多还是减少，这一切都是正常的，女性不需要有任何内疚或是负罪感。我的性生活是我自己的生活，所有人都要铭记这一点。在考虑能不能在被窝里抓住丈夫的心之前，先考虑一下自己到底愿不愿意这样做。

但是，现实生活中，并没有人告诉我们这些道理。有太多女性因为孕期和产后的性生活而自寻烦恼了。有的人性欲增强，却担心丈夫会拒绝自己；有的人性欲减弱，看到丈夫的样子内疚不已。我们除了能告诉大家"怀孕期间也可以有性生活"之外，还应该提供更准确、更详细、更尊重孕妇主观想法的信息给大家。

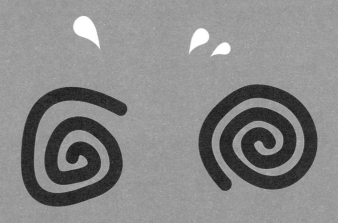

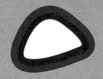

为什么这么热啊

体温升高

在确认怀孕后不久的一天，我突然觉得浑身上下凉飕飕的，甚至有些打冷战。如果是在平时，那我会觉得十有八九是轻微感冒，不会太放在心上。但是怀孕之后，身体任何一点儿小变化都让我十分紧张。

那天晚上，我甚至觉得自己的呼吸都是热腾腾的，额头也很烫。由于之前我也因为一些小问题而大惊小怪过，所以这次我努力让自己保持冷静，不要乱想吓唬自己。尽管如此，我脑子仍然如一团乱麻。

"前阵子我得了带状疱疹，为了不吃药咬着牙一直忍，直到快好了才去医院。结果医生说'都不疼了，来医院做什么'。我现在不就是相似的情况吗？我要不要量一下体温啊，是不是都超过 39 度了？"

"没有医生的处方能不能买到退烧药泰诺林啊？这个药对胎

儿有没有影响？泰诺林 500 和泰诺林普通版，应该买哪个来吃呢？"

"再这样下去我会不会流产啊？不要啊！算了，别想了……不行，不能这样下去！"

最终，我丈夫出去找到一家 24 小时营业的药房，买回了泰诺林和体温计。他买的体温计使用起来很方便，是那种放在耳边"哔"的一声就能测出体温的电子体温计。37.7 度！

发烧是身体出现状况时最普遍的早期信号，但是作为孕妇，我并不知道该如何应对这样的突发状况。不论是在怀孕之前，还是怀孕之后，我都没有想过如果自己生病应该怎么办。医生也没有告诉我该如何处理，我和丈夫只能在家胡乱摸索，吓出一身冷汗。

现在，我必须做出决定，到底要不要吃泰诺林。在药店买药的时候，丈夫说明是给孕妇买的，但是药剂师还是在没有医生处方的情况下，就把这种处方药卖给了我们，这让我着实有些不舒服。我之前偶尔在媒体上看到过一些报道，说孕妇如果服用泰诺林，宝宝患上哮喘的概率会增大。但孕妇如果持续高烧，就有可能造成胎儿畸形。

怀 孕 之 后

我现在仿佛是在胎儿畸形和胎儿哮喘之间做抉择。最终，我不得不选择后者。幸运的是，我后来了解到，泰诺林是一种对孕妇和胎儿都十分安全的药物（即便如此，孕妇也一定要在医生的指导下服用）。

后来我找到自己的主治医生，向他咨询：

"我可能有点儿感冒。"

"没关系的，有孕妇可以吃的感冒药，对胎儿没有影响。如果你觉得难受，一定要说出来，不要自己硬扛。另外，如果发高烧的话，一定要立刻吃退烧药，不然有可能会对胎儿不好。"

对孕妇最有威慑力的一句话就是——可能会对胎儿不好。构成我们（包括胎儿）身体的主要元素是蛋白质。如果持续高烧，蛋白质就会变性。通俗一点儿说，就像是把鸡蛋摊在高温的平底锅上一样。但当时的我并不知道，37.7度这个体温对于普通人来说是发烧，对于孕妇来说，几乎接近正常体温。是我太紧张，太过小心翼翼了。

*

不仅怀孕的女性体温不稳定，未怀孕的女性在生理期前后体温
也是上下波动的。几年前我听一位朋友说，她正在用"基础体
温法"来备孕，每天早晨起来第一件事就是量体温，如果体温
比平时高 0.2—0.5 度，则说明身体进入了排卵期。这段时间和
丈夫发生性关系，怀孕的概率就会增加。

第一次听到这个故事的时候，我对我的朋友充满了敬意。床头
柜上放着体温计和笔记本，每天坚持在固定的时间测量并记录
体温，真是太有毅力了！不过，这种毅力更多是来自一种迫切
感吧。可惜的是，很多科学研究表明，基础体温法备孕并不准确，
不鼓励备孕的夫妇使用。

用基础体温法备孕是荷兰医生西奥多·亨德里克·凡·维尔德
（Theodor Hendrik van de Velde）在 1906 年提出的。之后也
有研究表明，排卵会受到黄体分泌的孕激素的影响。没有怀孕时，
女性在临近生理期的日子里体内激素会急速减少，于是体温会
下降。怀孕后，由于体内激素维持在较高水平，因此体温也会
升高。基础体温因人而异。如果平时体温在 36.5 度左右，怀孕
后会维持在 37 度左右；如果平时体温就在 37 度左右，那怀孕
之后体温则常常会高于 37 度。按照这个思路，我怀孕初期时出

118

怀孕之后

现的 37.7 度，其实也是接近正常体温的。

写了这么多，我们几乎可以发现，不管是身体还是精神上的变化，似乎都与激素脱不了干系。现在就连体温这样细小的变化，都是因为激素的作用。想要了解这其中运作的原理，就要先了解黄体酮是如何使孕妇体温升高的。

认真探索一番之后，我终于在 1975 年的《自然》杂志里找到了一篇相关论文。研究者在 34 只雌兔的脑中植入了黄体酮，并观察记录它们的神经元活动。这些神经元主要是大脑视神经网络中视交叉上核的组成部分。视交叉上核是将进入大脑的血液温度与基础温度进行比较后对体温进行调节的部位。如果血液温度低于标准，就会减少流向四肢的血液量，并且促使肌肉抖动发热；相反，如果血液温度高于标准，就会扩张毛细血管，让人出汗，从而降低体温。实验结果显示，注射黄体酮之后，视交叉上核中神经元的活动会使基础体温提高，也就是说，黄体酮会直接或间接地对神经元产生影响，继而使人体的基础体温升高。至于黄体酮使体温升高的具体原因，有学者认为是为了方便受孕和受精卵着床，但这些假设还未得到科学验证。

在怀孕第 13 周之后，我的体温又恢复了正常。虽然每个人的具体情况各有不同，但大部分孕妇的体温都会在怀孕 16 周之内有所回落。

女性在整个怀孕期间的黄体酮含量都是维持在较高水平的，那为什么到了怀孕中期体温又恢复正常了呢？美国一个怀孕知识科普网站是这样解释的："一旦胎盘形成，分泌黄体酮的部位将由黄体转移到胎盘，而胎盘中分泌的物质对母体影响较小，所以在胎盘形成后，母体的温度会恢复到正常水平。"不过，这个说法我也没有在正规学术作品中找到论证。

如果"体温升高是为了方便受精卵着床"这个说法正确的话，那么着床后体温下降，似乎也能说得过去。这些未能得到科学验证，但在日常生活中又说得通的"道理"实在是太多了。在怀孕之后，我每天都在感叹人类生命的奇妙！

*

随着我的肚子一天天变大，身体也每天都在发生着变化。我最直接的感受就是一个字——热！太热了！我每天都像发烧似的，稍微一动弹就热得大汗淋漓。在怀孕之前，我是一个怕冷不怕热的人，我的嘴里几乎从未有过对天气热的抱怨，我甚至从未对"炎炎夏日"这个词有过共鸣。然而，在怀孕的最后一个月，我几乎每晚都热得难以入睡。但如果通宵开空调，我又担心空

怀 孕 之 后

气太过干燥。所以我一般都是设定好空调自动关机的时间，之后再使用电风扇。但是，在空调关闭后的一两个小时内，我必定会被热醒，重新打开空调。整整两个月，我每晚都在空调——电风扇之间徘徊，每晚都得醒来好几次。与此同时，原本十分怕热的丈夫，却因为我的一系列操作，竟然在大夏天觉得冷，甚至被冻感冒了。

我的一个朋友 J 在怀二胎的时候，脸蛋儿总是红彤彤的，就像是在冬季的雪地里跑了十几圈一样。

J 说："我老公总是安慰我'没关系，你这样也很美'，我也安慰自己，生完小孩后就会恢复正常的。但我还是忍不住郁闷，我现在连镜子都不敢照。"

我一直以为这是怀孕期间的正常状况，但是 J 却把责任都揽在了自己身上。

"怀第一胎的时候我没有出现过这种情况，那时候我做什么都是小心翼翼的。现在怀着老二还得分心照顾老大，都怪我自己不小心才会这样。"

面部通红，夜间出汗，这种症状我好像在哪里多次听说。没错，是更年期的症状。据悉，女性在孕期的某些症状确实和更年期相似。2013 年的一项研究表示，在接受调查的 429 名孕妇中，有三分之一以上有过面部潮红、夜间出汗现象。研究者认为，这可能是雌激素的快速增加引起的。

那么，这些症状到底是身体哪方面的变化引起的呢？怀孕之后，原本承担一个生命的身体，变成了至少两个生命的承载体，身体自然也就需要更多的营养物质来支撑。随着摄入能量的增加，孕妇的新陈代谢也会加快，同时心跳加快，全身血液流动的速度也更快了。

在医学界，已经有很多学者进行了相关研究。根据研究结果，通过子宫动脉的血液在怀孕前为每分钟 94.5 毫升，但在怀孕后期可以达到 342 毫升，增加了 3 倍以上；子宫动脉的平均直径也从怀孕前的 1.6 毫米，增至 3.7 毫米，增加了 1 倍以上。另一项研究结果显示，子宫动脉中血液的流速在怀孕中期为每秒67.5 厘米，但到了怀孕后期，会加快至每秒 85.3 厘米。用一个通俗的比喻，怀孕后期的我，就像一个满负荷运转的大型热水器。所以，我才会在所有人都不觉得热的时候仍然大汗淋漓，才会在大夏天把原本怕热的丈夫给冻感冒。这么一想，我反而对周边的人有些抱歉。

怀孕之后

好热啊！好热！
就我一个人觉得热吗？
难道又是激素的作用？
天哪，我还是去冲个凉吧！

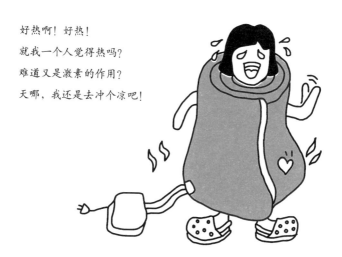

我现在的经历让我不由得想起我妈妈。患有更年期综合征的她，是不是就是这样的感受呢？记得我还是学生的时候，每年的家长会同学们都十分羡慕我，因为我的妈妈非常年轻漂亮。等到我的个子和妈妈差不多高之后，别人也经常误以为我们是姐妹俩。不知道从什么时候开始，妈妈的脸开始泛红，时不时还会热得用手给自己扇扇风。每当这个时候，妈妈总是笑着说：

"我估计是进入更年期了。"

我不是个懂事的女儿，从来没能扮演好"小棉袄"的角色。直到自己怀孕，出现了和更年期类似的症状之后，才想起了妈妈。与此同时我也开始思考，30 年前怀着我的时候，她是不是也经历了我所经历的所有疼痛？

一直以来，我都太过关注自己怀孕时的难受，从来没想过，为了生下我，我的妈妈也经历了同样的时光。人果然是这样啊！为人父母之后，才知道父母的不易。这种共情能力我们为什么不能早一点儿拥有呢？也好让我们早一点儿理解父母的艰辛啊。

怀孕是女性个人的经历，仅仅靠着几篇文章就想获得认同，几乎是不可能的，尤其是那些没有亲身体验过怀孕的男性，以及还未怀孕过的女性，我的文字可能无法打动他们。但是明知困

怀 孕 之 后

难，我也要迎难而上，明知效果微乎其微，我也仍然坚持说出自己想说的话，这可能才是意义所在。在敲下这些文字的时候，我的手仍然在颤抖，我想可能是太热的缘故吧。我仍旧在努力着，即使我的自信正在热浪中一点点地融化。

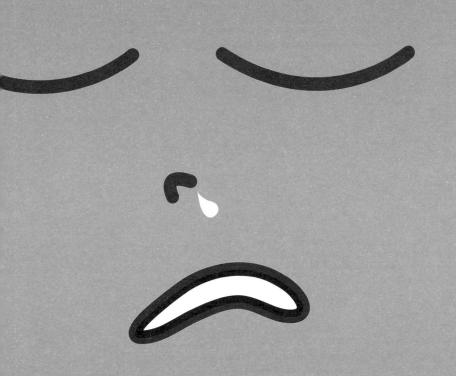

拜托了，我只想好好睡上一觉

孕期睡眠

几年前，公司里有位前辈怀孕了。她本来是一个工作比谁都认真、比谁都勤奋的员工，我却亲眼看到她在工作时间打瞌睡。

第一次看见她打瞌睡，是在一个秋高气爽的午后。前辈拿着她最爱的一支胡萝卜形状的笔，皮肤白皙的她在阳光里不自主地点着头，眯着眼睛，活脱脱就是个人形小白兔。

那时候的我对眼前的一幕十分惊讶。在我看来，前辈可能是在怀孕后对工作失去了兴致，没有了坚定的工作信念。现在回过头来看，当时的前辈哪怕是没能完成平日的工作，也不该受到我如此傲慢的评价，因为孕妇的身体状态，其实就是生病时患者的身体状态。但实际上，前辈从未减少工作量，甚至为了照顾他人的情绪，完成了超量的工作。我开始反省自己对女性固有的偏见。

等我自己怀孕之后，我才切身体会到，怀孕初期的困乏是多么可怕。想必大家学生时期都有在课堂上打瞌睡的经验吧？那种眼皮就像灌了铅，还要坚定地做笔记（其实就是在笔记本上画蚯蚓），然后被老师赶到教室最后一排站着的经历，我反正是有过不少。但在怀孕初期，按压我眼皮的未知力量，甚至超越了大学英语课上教授声音的催眠力量。提交任务的最后期限步步逼近，但那个能在电脑前坐一整天，打鸡血似的连续工作十几个小时的我，却不在了。不过，这次我没有在课本上画蚯蚓，而是在电脑文档里，打了一串"ddddddddddd"。

*

怀孕初期犯困的原因果然还是它——激素。美国加利福尼亚大学旧金山分校护理学教授凯西·李（Kathy Lee）是一位致力于研究孕期睡眠情况的教授。2017 年 5 月 17 日，他在接受美国著名科学媒体"生活科学"（Live Science）的采访时，是这样解释怀孕初期的困乏的：

黄体酮有放松身体的作用，但这在部分孕妇的体验中，是一种疲倦感。此外，随着胎儿的成长，子宫变大、体重增加、体液堆积，也会出现上述症状。从某种角度来说，这表明母体为了养育胎儿正在努力工作。这种效果在动物研究中也得到了部分验证。研究者在给动物注射黄体酮之后，观察了它们的睡眠状况，

怀 孕 之 后

不是，部长，我不是这个意思。

我没有装病……

我只是怀孕了。

dddddd

呼噜……

呼噜呼噜……

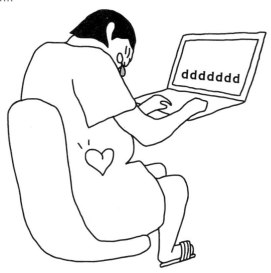

129

发现它们进入慢波睡眠（非 REM 睡眠）所花费的时间会减少，进入快速眼动睡眠（REM 睡眠，也就是有梦境的睡眠）所花费的时间也会减少。此外，由快速眼动睡眠到慢波睡眠的转换时间也会减少。

我虽然没有患过嗜睡症，但是我当时的症状好像和嗜睡症也差不了多少。如果你有"稍微有点儿嗜睡就说什么嗜睡症"的想法的话，请先自我反省，就是因为这种社会性的偏见，大量嗜睡症患者才不愿意去医院寻求帮助。像电影中那样突然倒地呼呼大睡的嗜睡症患者，在实际生活只有不到 1%，其余大部分患者只是会觉得很疲倦，就像是从国外回来还没倒过来时差一样。有一个判断是否嗜睡症的简单方法：在白天，如果 8 分钟之内可以入睡的话，那么患上嗜睡症的可能性就很高。

几年前，我采访过一名睡眠领域的专家，他是这样形容嗜睡症的：嗜睡症患者的状态，就像是好不容易扶住了一栋快要倒塌的房子，如果注意力稍微分散，房子就会立刻倒塌。怀孕初期的我就是这种状态。嗜睡症听上去就像一种不知原因、很难治愈的精神类疾病，但了解之后你会发现，它就是一种很普通的生理疾病，具有明显的生物学原因。导致嗜睡症的原因，是缺乏一种叫作促胰液素的神经递质。那么，怀孕初期的嗜睡，能不能也归为一种生理疾病呢？

怀 孕 之 后

答案是令人惊讶的，但又在我意料之中。2000 年，美国睡眠医学会（American Academy of Sleep Medicine）将与妊娠相关的睡眠障碍，包括妊娠失眠和妊娠期间过度嗜睡，划归到其他睡眠障碍分类中。

*

那段时间，下班回到家的我，在哪里躺下就能在哪里睡着，根本不会去看新闻，平时每天会看的电视剧和综艺节目也不看了。

虽然我能很快入睡，但并不意味着我能一觉睡到天光大亮。在怀孕之前，除非是酒喝多了，否则我晚上从不起夜，是一个睡眠状况十分好的人。然而怀孕之后，我总是半夜起来上厕所，被小便憋醒的情况每晚都在上演。

关于孕期起夜的论文早在 1973 年就有了。一项以 873 名孕妇为对象的问卷调查显示，在怀孕初期、中期和后期，出现起夜现象的孕妇分别占 58%、57% 和 66%。一半以上的孕妇是因为想小便而醒来。研究组不仅调查了孕妇尿液的排量，还调查了尿液中钠元素、钾元素以及葡萄糖等物质的含量。结果显示，怀孕期间夜间小便次数的增加，与钠元素的分泌增加有关，而钠元素排量的变化，则是由于激素含量的变化。相比怀孕初期和中期，虽然怀孕后期夜间排尿的次数不会增加太多，但由于子宫持续压迫膀胱，排尿次数仍旧比怀孕前更多。

晚上起来上厕所，不是一般的麻烦，尤其是怀孕的时候。有一天半夜，我突然感到一阵尿意，正打算起身去厕所，却发现自己的身子根本无法动弹。没错，那正是我尾巴骨最痛的时候，在松弛素的作用下，我的腰仿佛不是自己的，尤其在变换睡觉姿势的时候，疼痛感最为明显。好几个晚上，我都在到底是起身上厕所，还是忍一忍到天亮的选择中徘徊。不过，真正尿急的时候，选择权就不在我手中了。

最终，我还是选择了起身去厕所。但真正起身之后，困难又来了。我当时住的是一套 14 坪（约 46 平方米）的公寓，是典型的小户型，平时我只要三步就能走到厕所。但怀孕之后，厕所在我眼里仿佛是天涯海角，遥不可及。因为尾巴骨太痛，我还曾四肢并用地爬到过卫生间，然后又爬回床上躺着，简直就像个半身不遂的患者。

幸运的是，随着时间的推移，情况慢慢有所好转。我记得怀孕时睡得最安稳的一个月，就是怀孕 6 个月的时候。那时候，肚子随着胎儿的增大而渐渐隆起，子宫压迫到膀胱，可能是这个原因，我不太会感觉到尿意。再加上那时候肚子并不算很大，睡觉不成问题。

*

"啊啊啊！"

"怎么了？什么事？"

"我抽筋了！"

"哪里啊？"

"右边！右腿！"

该来的还是来了。那是在怀孕 26 周零 4 天（7 个月）的一个夜晚，睡梦中的我突然觉得右腿很难受，接着就被一股强烈的疼痛感惊醒。我往下一看，自己右腿的肌肉正在强烈扭曲着，从膝盖一直到右脚的脚趾。丈夫赶紧帮我揉了揉腿，这才慢慢缓解，但抽筋留下的疼痛感和麻木感，让我迟迟无法入睡。那种疼痛感一直持续到第二天清晨。可以说那是我经历过最痛的一次抽筋了，在那之后，我也时不时会在抽筋中痛醒过来。

我们都知道，青春期长身体的时候经常会出现抽筋的情况。那时候只要把腿伸直，将脚趾往外侧拉，很快就会缓解。过了青春期之后，我还感叹过自己因为抽筋而惊醒的青春一去不复返了，谁曾料到……

美国最大的医疗门户网站 WebMD 上说，许多孕妇在怀孕 14 周之后，或多或少都会出现腿部痉挛，尤其是在晚上。目前还不清楚引起这种症状的具体原因，有学者推测是怀孕后血液循环不畅，或者是体重增加，对腿部肌肉造成压迫引起的。随着胎儿越来越重，对孕妇腿部神经和血管的压迫也会越来越强。另一些学者表示，孕妇缺钙，或是体内处理钙物质的方式改变的话，也有可能会引起痉挛。

*

到了怀孕后期，我又碰到一个困扰。随着肚子越来越大，平躺着睡觉对于我来说已经变得十分困难了。每当我平躺在床上，就会觉得难以呼吸，好像自己肚子上放了个很重的西瓜似的。后来我想了个办法，在背部垫了个枕头。但是，这个办法很快就失效了。到了产前一两个月的时候，不管怎么躺，我都很难入睡。

怀 孕 之 后

刚怀孕的时候，丈夫的朋友送给我一个孕妇专用枕头当作贺礼。坦白说，看到这个礼物的时候，我内心的想法是："这东西真的有用吗？"当时我们住的房子很小，而这个孕妇专用枕非常大。它是U形的，可以将孕妇整个包裹在枕头里，头部和双臂都可以搭在枕头上。当时，丈夫的朋友用快递将礼物直接寄到了我家，光是包装盒就吓了我一大跳。我苦恼着不知该把它放在何处，最终，好不容易将它塞进了柜子里。

就在我快把这个枕头忘了的时候，它终于派上了用场，我甚至开始佩服那位朋友的先见之明。孕妇专用枕给我带来了久违的安稳睡眠。我把一只胳膊垫在枕头下方，另一只胳膊和腿全都搭在枕头上，然后侧躺将肚子也靠在枕头上，感觉还不错。

我总认为孕妇就应该用左侧卧姿势睡觉。在论坛中也有很多有经验的女性建议，在怀孕后期使用孕妇专用枕时，应该靠左睡。美国国家睡眠基金会（National Sleep Foundation）也建议孕妇采用左侧卧睡姿，理由是利于胎儿发育，控制孕妇心脏、子宫、肾脏中血液和营养成分的流向。但我是个习惯以右侧卧姿势睡觉的人，强制自己改成左侧卧之后，总有一种说不出来的不适感。

对此，美国约翰·霍普金斯大学医学院的格蕾丝·皮恩（Grace

Pien）博士在 2018 年 8 月 20 日接受《生活科学》的采访时，做出了如下解释：

"我并不觉得左侧卧比右侧卧更有科学依据。如果你觉得左侧卧睡觉不舒服的话，没有理由非得用这种姿势。"

我们的身体里沿脊椎右侧有一条下腔静脉，它把下半身的静脉血全部汇集起来，送回心脏。孕妇躺着，胎儿就会压迫下腔静脉，减少返回心脏的血液量。也就是说，心脏流出的血液量也会减少。有研究结果表明，怀孕后期平躺着睡的话，胎死腹中的可能性会很高。

从理论上来讲，左侧卧压迫下腔静脉的可能性的确比右侧卧更小。2011 年，一项针对 155 名胎死腹中的孕妇的调查结果显示，孩子死亡的前一晚，采用右侧卧姿势睡觉的孕妇的确更多一些。但是，格蕾丝·皮恩博士表示，这一研究结果并未得到其他专业研究的论证。

由于没有太多研究来比较左、右两侧睡姿对胎儿的影响，因此我也很难得出结论。

怀 孕 之 后

*

抽筋克服了，枕着孕妇枕侧睡也适应了，但我仍有一件事无法做到，那就是趴着。我很喜欢趴在床上，看看视频，玩玩游戏，但在怀孕 16 周的时候，我的肚子开始明显外凸，从那之后，趴着成了一个我无法做到的高难度姿势。

我仿佛失去了生活的一大乐趣。毕竟，斜靠在床头上看手机是没有意思的，一定要抱着枕头，用胳膊肘撑着地板，一边细细嚼着饼干，一边玩手机，这才有趣。

产后，我在月子中心第一次重新趴着看手机视频让我印象深刻。我现在都还记得，那时候我看的是《善地》（Good Place）第一季第三集。

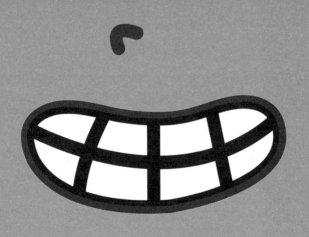

我就像一个装满水的气球

体重增加

"好烦啊，我不该穿着袜子称重的。"

把袜子脱了的话，至少会轻 100 克吧？明知道在自欺欺人，但我仍然真挚地苦恼着。怀孕后，脂肪真的是每天都在囤积。现在害喜也基本结束了，不会再有太严重的呕吐，体重增加得就更快了。自从上次去医院做完产检之后，我的食欲简直是大幅度增长。小区旁边的每一家美食店我都去光顾过，一直吃到撑才回家。晚上和丈夫看电视，看着看着我就会饿，就会打发丈夫去给我做夜宵吃。天哪！以前的我几乎从来不吃夜宵，现在不知是怎么了，嘴巴一刻也闲不下来。我非常明显地觉得自己身体的负担在加重，但还是每天都停不了嘴。

每次去医院，护士总是会给我测量体重和血压。我不敢直面我的体重，总是眯着眼睛，偷偷看一眼秤上的数字。怀孕 4 个月，我的体重增加了整整 4 千克！体重增加是怀孕后肯定会发生的事，每个孕妇的具体情况不同，体重增加的程度也不同。我虽

然还算不上胖，但是体重增加的速度绝对算快的。通常，怀孕
4个月的时候，因为肚子还没有开始凸出，再加上大部分孕妇
还在孕吐，所以在此期间，很多孕妇的体重并没有太大的变化。

又一次站在医院的体重秤前。我费力地将脚抬起，轻轻地踏在
秤上，即便我知道这么做丝毫不会使秤上的数字有所减少。我
就像是等待公布成绩的考生一样等待体重揭晓："什么？又重
了！"我发出一声惨叫。仅仅和前一天晚上相比，我就重了
500克！

"你自己心里没点儿数吗？"

主治医生在看了我的体重之后，说了一句不知是警告还是批评
的话，但也足以让我反省了。新鲜的洋葱，咸咸的火腿和圆圆
的半熟鸡蛋，老面包店里那些我最爱的口味……这些！全部！
我决定在下一次诊疗之前都少吃点儿。

*

听妈妈说，她怀我的时候体重涨了20千克！可能是因为，那时
候在人们的观念里，怀孕了就应该吃双份食物吧！怀孕之后，
长辈总是要求我们多吃一点儿，因为我们现在不是一个人了。

怀孕之后

既然肚子里多了一个人，就应该什么东西都吃双人份的。然而，现代医学却提出了不同的观点，认为怀孕时每天只要比平时多摄入 300 千卡（一碗饭）就可以了。知道这一事实之后，我认为我不可能像我妈妈那样，怀个孕体重就增加 20 千克。

然而，在我怀孕之后，体重就开始疯狂地上涨。原本只有 53 千克的我，在怀孕第 26 周时，就轻轻松松过了 60 千克大关。

我们总说减肥是终生的事业，因为体重就像是不稳定的心情，总是来来回回地波动。但在怀孕之前，体重即便不稳定，至少也能维持动态平衡。怀孕之后就不一样了，体重只增不减，直线上升。我在怀孕之后确实吃得很多，营养也很丰富，但我发誓从未吃过两人份！

我的体重快速增长，体型越来越圆，但反过来，胎儿的体重增长得却十分缓慢。到怀孕第 21 周的时候，我的体重迎来了前所未有的超高速增长，再加上那段时间腰部和腿部的痛感比较明显，我想，这次应该是胎儿的体重在增加了吧？然而医生却告诉我，胎儿的体重只增加了 461 克！我受到了冲击，也有些恐惧——我的体重增加了 7.2 千克，除去宝宝的 461 克，那我自己增加的就是 6.739 千克！我的天哪，发生了什么！

"你要控制点儿体重啊！生了孩子以后，你最多也就减少点儿羊水的重量。"

和生了两个孩子的朋友 Y 吃饭时，她这样开玩笑说道。

"我知道！我自己也很担心啊。"

Y 的话仿佛一记重拳，狠狠地打在了我的胸口。戳着炒年糕的叉子，不自觉地停在了嘴边。炒年糕的汤水滴落了下来，红色的汤汁洒在了黄色的餐桌上。唉，我这沉重的身子啊……

*

我对体重的焦虑是在偶然间得到缓解的。有一次，我去听妇产科的生育讲座。讲师通过 PPT 等形式，向我们介绍了分娩的过程以及发力方式。在 PPT 中，有一张"怀孕期间身体各部位重量增加"的表格。我的眼睛一下子就亮了！仔细看了之后发现，如果怀孕期间体重总增加 12.5 千克，那么其中胎儿体重增加 3.4 千克，羊水增加 0.6 千克，乳房增加 0.5 千克，胎盘增加 0.6 千克，子宫增加 0.9 千克，血浆增加 1.5 千克，细胞外液增加 1.5 千克，脂肪增加 3.5 千克。没错！怀孕期间增加的体重并不全是肉，脂肪的增加仅仅占很小的比例。真是万幸！

怀 孕 之 后

等一下，护士小姐！
先别帮我称重！
我昨天晚上
吃了碗蛋炒饭。
所以……啊，等一下！

快来，快来！

快点吧……
都排着队呢……

我想知道这些资料是否可信，于是在网上进行了多番搜索。功夫不负有心人，我查到这些数据都是出自孕期和哺乳期生理学研究方面的先驱——弗兰克·艾文德·海滕博士（Frank Eyvind Hytten）的研究。韩国国民健康保险公团在 2016 年制定的《孕妇肥胖管理指南》中提到，关于孕妇体重增加的内容，参考资料来自美国科学院医学研究所（Institute of Medicine，即 IOM）2009 年发表的报告（准确地说，是 1990 年发表报告的修订版），该报告经常引用海滕博士的各种研究。

该指南是由美国各大学的营养学、公共保健学、力学、儿科、妇产科教授组成的委员会制定的，结合了很多关于孕妇体重增加及生理变化，以及产妇和婴儿健康关系的研究成果，提出了很多有关体重的注意事项。例如，孕妇体重过轻或过重，剖腹产分娩率和早产风险都会提高；婴儿出生时的体重太小或太大，都可能导致儿童肥胖；女性产后的体重如果难以恢复，可能会出现一些并发症。而降低上述风险的孕妇标准体重区间，则是根据女性怀孕前的 BMI（Body Mass Index，即身体质量指数）来计算的。

根据该指南，怀孕前体重较轻（BMI 不足 18.5）的人，在怀孕期间应增加 12.5—18 千克；怀孕前体重正常（BMI 18.5—24.9）的人，比如我，体重应增加 11.5—16 千克；超重（BMI

25—29.9）的人，怀孕期间体重应增加 7—11.5 千克；肥胖（BMI 30 以上）的人，体重则应增加 5—9.1 千克。

*

我认为，孕妇能够接触到的信息是很片面的，只有前面提到的各器官增加量和总体重增加量而已。我觉得这其实是远远不够的。只要是对自己的身体稍微上心一点儿的孕妇，就会在更多的方面产生好奇，例如，在孕期的不同阶段，要增加多少体重才是合适的。

我做过一个计算。在我怀孕前的 BMI 区间内，建议增加体重的最高值是 16 千克。如果将这 16 千克平分到 40 周，就是每周增加 0.4 千克。也就是说，我一周的体重增加量不能超过 400 克。根据当时的体重记录，在怀孕初期我还勉强能达标，有的时候一周体重会增加 200 克，有的时候甚至会减少 300 克。但不久后，情况发生了变化。从怀孕 14—15 周开始，我的体重突然以每周 800 克的速度增加，这种情况一直持续到了第 35 周。幸运的是，在怀孕的最后一个月，体重放慢了增长速度，最终以 70 千克"收盘"。

我现在才知道，像我这种体重增加模式，其实是很普遍的。

IOM 在 2009 年的报告中提出："怀孕时体重增加的模式有很多种，其中 S 型最多。除了肥胖女性之外，绝大多数女性在怀孕中期体重增加最多，前期和后期体重增加较少。"

我在 excel 表格中输入了自己不同时期的体重，并画出了变化曲线，果然呈现 S 型，首尾平缓，中间陡峭，就像一条蛇。如果我在怀孕早期就了解这样的信息，那会不会更加肆无忌惮地放任自己吃东西，结果增加更多的体重呢？或许就是出于这个原因，医生才在怀孕初期就警告我不要放任体重的发展。

演员为了塑造角色，增重的难度一点儿也不亚于减重。那为什么孕妇的体重就这么容易增长呢？

孕期体重的增加，是支持胎儿成长和发育的一种独特又复杂的生物学现象。体重的变化不仅会影响孕妇的新陈代谢，还会影响胎盘的新陈代谢。胎盘既是激素的分泌器官，又是母体运输营养给胎儿的连接通道，同时还具有将二者阻挡开的屏障功能。孕妇身体的变化会使胎盘的结构和功能发生变化，从而对胎儿的成长速度产生影响。反之，胎盘的功能也会促使孕妇的身体功能产生变化，例如孕妇体内胰岛素的分泌，就会受到胎盘某些功能的影响。所以，怀孕期间体重的增加，是会受到胎盘直接或间接影响的。这种变化是正常的胎儿发展所引起的，还是由于怀孕而偶然出现的，目前尚无定论。

*

产后，我住进了月子中心。这里十分热闹，有很多和我一样刚刚生产的产妇，也有很多刚来到这个世界的小生命，更多的则是忙于照顾妈妈和宝宝的工作人员。住在月子中心的这段时间，我不仅每隔 2—3 个小时就要喂一次奶，还要参加这里举办的雕刻、相册制作、产后瑜伽等活动。但是更多的时候，我只想一个人安静地休息，就连免费提供的产后按摩也不想接受。

但是，有一项活动我是绝对会参加的，那就是免费的皮肤管理。可能是因为我听说每次皮肤管理价值 13 万韩元（相当于 750 元人民币），觉得不去太可惜了，也可能是因为电话里按摩师的声音很温柔。反正，我像是被什么东西迷住了似的，走进了皮肤管理室的大门。

"我们好好聊聊天吧……你住在哪里啊？"

"405 号床也住在那个小区呢。"

"你这是头胎吗？母乳量多不多啊？"

"你和 505 号床年龄一样大呢。"

"这附近有家饭店很好吃……"

我和按摩师兴高采烈地谈天说地。等我反应过来的时候，我正在为七次按摩的套餐结账……

我非常喜欢按摩师的手法。原本以为按摩最多能让我稍稍放松，没想到竟然能够舒缓我疲惫的身体。此外，我还有了其他收获——我的体重发生了变化。刚进入月子中心时，我的体重只减少了 4 千克（孩子出生时体重有 3.4 千克）。这恰好印证了之前朋友 Y 对我说的话，真是令人绝望不已。但每次在我接受按摩之后，体重就会减少 1—2 千克。最终，住在月子中心的两周里，我整整减了 10 千克。

其实，这个结果也在我的预料之中。我一直觉得产后减肥是可以在短时间内完成的。当然，这种观点是有科学依据的。在怀孕期间增加的体重中，大部分不是蛋白质和脂肪，而是水分。海滕博士在 1991 年发表的著作中也提到过，到了怀孕后期，孕妇体内的水分平均会增加 7—8 升，另外体重的增加包括胎儿 2.4 千克，胎盘 0.54 千克，羊水 0.79 千克，子宫 0.8 千克，乳房 0.3 千克，血液 1.27 千克，细胞外液 1.5—4.67 千克。通俗

怀 孕 之 后

一点儿说，即将分娩的孕妇相当于在身上绑了 4 瓶 2 升装的矿泉水。我在怀孕后期，觉得自己就像是一个装满了水的气球。

现在想想真是委屈啊！医生都不告诉我这些知识，搞得我因为体重的事情而烦恼了好久！

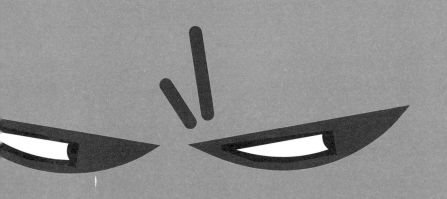

请不要随意评论我的肚子

视线侵犯

在备孕时，我在论坛上看到孕妇之间有一个"猜周数"的游戏。孕妇会上传自己的侧身照，然后大家来猜这是怀孕第几周。虽然猜对也没有奖品，但仍然有很多孕妇积极参与。

在怀孕之前，我并不理解这种文化。我心想，孕妇难道还不知道自己怀孕第几周了吗？难道是想让大家帮忙看看，她的宝宝有没有健康成长吗？但是每月一次的定期产检，医生就会看胎儿是否健康成长，根本不需要在论坛里咨询非专业人士啊！虽然在论坛上也有人表达过和我相同的疑惑，但都没有得到一个准确的答案。

怀孕之后，我好像理解了。不论是坐地铁时遇见的陌生人，还是周边的亲戚朋友，都会看着我的肚子评论一番，"你的肚子太小了""你的肚子太大了""你这是尖肚子，怀的是女儿""你这是圆肚子，怀的是儿子""你肚子的形状好奇怪啊""你肚子好漂亮啊""你肚子好丑啊""你的肚子就像快要炸开了"，等等。

在离预产期还有两个月的某一天，一个陌生人指着我的肚子，问我是不是要生了，搞得我都开始怀疑自己的肚子是不是大得有些异常。于是，那天我突然有了玩"猜周数"游戏的冲动。我想知道在别人眼里，我到底像怀孕几周了。

*

我们的社会对"正常"和"平均"的强调太深入人心了。所有的人都害怕偏离社会既定的轨道，害怕自己与众不同。我们一直在努力不违背其他人对自己的期待。孕妇当然也无法脱离这种根深蒂固的文化。我想，论坛里"猜周数"的游戏，可能就是这种文化背景下的特殊产物。

即将分娩的沈银姬告诉我，她也有过类似的经历。她听了太多"你肚子真大"之类的话，搞得自己都快神经衰弱了。虽然说话的一方只说了一次，但作为听话的一方，孕妇却可能已经听了一百遍了。

"我个子比较矮，不知道是因为骨架大，还是因为腰部长，肚子显得特别大。人们用了各种表达方式来说我的肚子，什么'你

怀 孕 之 后

身体弯弯的，像月亮一样''你怀的是双胞胎吗'，等等。"

"那你听到这种话的时候，是什么心情呢？"

"人们总是以为评价孕妇的肚子不是什么大事。但在我听来，这和评论女性'你胸部真大''你胸部好小啊'没什么分别，我听到后都十分不快，和听到别人说'你长胖了'的心情差不多。"

"你这个比喻太贴切了，孕妇真的太难了！"

"我肚子长到多大难道是我能决定的吗？每个女人胸部的大小，也并不能如自己所愿吧？我的肚子也是我体型和身材的一部分，就这么当面随意评价，真是太不礼貌了！事实上，很多人都知道评论别人胸大不大、腿直不直是不对的，但很少有人会觉得评论孕妇的肚子也是不对的。"

在前面说到有关"体重"的话题时，我就很想提这一点：人们对待孕妇的态度实在是太不友好了。很多人能意识到随意评价别人的外貌是十分不礼貌的，却总是自然而然地去评论孕妇的肚子。怎么？孕妇很好欺负吗？对普通人不会轻易做出的举动，却在面对孕妇时可以肆无忌惮地做出。孕妇也是人，除了肚子里有胎儿这一点之外，她和普通人没有两样。

在怀孕中期的时候，一个认识的人在路上遇见我之后，指着我，用她那尖锐的声音叫道：

"天哪，你怎么胖得跟猪一样！"

我当时脑袋"轰"的一下。我没听错吧？怎么会有人当面形容别人是猪呢？我和她没有熟到可以随意开玩笑的地步吧？我要发火吗？让她看看胖得像猪的人发火是什么样子的……

当我还挣扎在上一句话带来的冲击中时，她自然而然地走过来继续说道：

"你胖了多少斤啊？"

我知道有人把夸别人"小腿细"当作一种称赞，而不是随意评价别人外貌的行为。但一上来就询问别人体重的……是不是也太不懂事了？

*

现在很多人都知道，孕妇的肚子不是什么公共财产，不能随意去摸，于是，人们就用眼神代替手来"触摸"了。有的人会紧

怀 孕 之 后

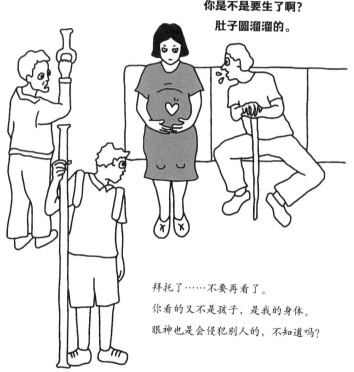

哎哟，肚子都这么大了啊！
一看怀的就是儿子啊！
真是大啊，真大！
你是不是要生了啊？
肚子圆溜溜的。

拜托了……不要再看了。
你看的又不是孩子，是我的身体。
眼神也是会侵犯别人的，不知道吗？

155

盯着我的肚子看，好像要把肚子看穿似的。我很想对这样的人说："你看的不是婴儿，而是一位成年女性的身体。"

我在怀孕 6 个月的时候，肚子已经挺得像一座小山，于是我自然而然地坐在地铁的老弱病残孕专座上。有一次，我总感觉周围有人在盯着我看。我抬起头来，眼神和一位老人对上了。老人像是在等着我看他似的，立刻对着我说话。他的声音非常大，生怕有谁听不见似的：

"你肚子好大啊！几个月了啊？"

一瞬间，周围人的目光全都转移到我的肚子上。我压抑得喘不过气来，脸瞬间变得通红。自己明明没有做错任何事，但好想立刻找个地缝钻进去。

还有一次，我的同事 A 特地走到我面前，就为了说一句我的肚子比其他孕妇都更加凸，同事 X 的肚子就没有我的这么凸。一句话冒犯两名孕妇，他也真是个"人才"！尤其这句话出自一位男性之口，我心里更加不痛快。在那之后，我给同事 A 写了一封很长的邮件：

"……你的话让我十分生气，我觉得这不是玩笑话，而是对我

怀孕之后

和同事 X 二人的性骚扰。孕妇的肚子不是公共财产，是成年女性身体的一部分，不容他人随意审视和评价。希望你以后不要再有类似的行为。"

在点击"发送"前的最后一瞬间，我发自本能地启动了女性特有的自我检查精神。我向周围的女性说明了原委，并让她们看了看我写的邮件。我问她们，是不是我误解了同事 A，邮件的内容是不是太过分了？朋友们纷纷愤怒地劝我立刻发送，但我最终还是没能发出这封邮件。

在反抗不合理、不正义行为的时候，男性经常会听到"勇敢""果断""大气"等称赞，而女性往往会被误认为是"敏感"，从而成为众人谴责的对象，更何况我现在是一名孕妇，孕妇总是会受到更多这样那样的谴责。在公司里，一个人的名声和业务能力一样重要，这是无可争辩的。当时，我很担心自己会被同事评价为一个过于敏感的孕妇。

*

在怀孕之后，我的腰部线条是最先消失的，而这正是怀孕前我唯一被丈夫夸的身体部位。

以前，丈夫总是喜欢抚摸着我的腰部，对我说"爱你"。然而，从怀孕第 10 周起，这一幕就几乎不存在了。随着时间的推移，我的腰部变得越来越粗，胸部也因为变大而开始下垂，就连后背都因为脂肪的囤积而渐渐鼓起。原本喜欢穿紧身裤的我，因为腿部变粗，很多裤子都穿不上了。

我以为只有我一个人出现了这种情况，后来才听说，这是怀孕必经的阶段。一个研究组对 84 名健康孕妇进行了跟踪调查，对她们的手臂、肩膀、肋骨、背部、臀部和膝盖等 7 处身体部位的皮下脂肪进行了测量。结果显示，从刚怀孕到怀孕 30 周为止，臀部、背部、大腿上部最先开始囤积脂肪，其中大腿囤积得最多，达到 5 毫米以上。

另一项利用磁共振成像装置（即 MRI，Magnetic Resonance Imaging）进行的研究结果显示，在怀孕期间，女性皮下脂肪含量达 46%，胃部脂肪含量达 32%，大腿、小腿和胳膊上脂肪的含量分别为 16%、1% 和 5%。

与日常生活中人们歧视孕妇的视角有所不同的是，网络上经常以"美丽的 D 形曲线"为标题，来表现肚子凸出的怀孕女艺人的身影。此外，无论医学教科书还是孕期指南，都选取了肚子和胸部等有明显凸出的部位，来体现不同周期孕妇的身体变化。

但是，很少有图片会展示孕妇的大腿、臀部、背部、腰部变化，而这些，明明也是身体变化的一部分。人们擅自评价孕妇的身体，并自然而然地将这些评价说出来，是否与这种表现习惯有关呢？

有人认为"D 形曲线"是美丽的。在这些人的眼里，快要临盆的孕妇形象是这样的：在阳光灿烂的窗口前，孕妇穿着飘逸的连衣裙站在那里，视线稍稍往下，面带淡淡的微笑，双手抱着凸出来的肚子。就连我自己，在怀孕之前看到这样天真烂漫、让人羡慕的照片，也会想"孕妇真是美丽啊"。

但人们不知道的是，这样的照片通常是在怀孕 30 周之前，也就是生孩子两个月前拍的。只要到月子中心交了定金，就会得到这样的拍照福利，一般包括临盆照、新生儿照和宝宝满月照。当然，这个世上是没有免费的午餐的。所谓的"免费拍照"，一般在拍摄结束后会让你购买价值数百万韩元的"成长专辑"等后续产品。

我最先接触到这个，也是给月子中心交定金的时候，那时候推销的人是这样说的：

"临盆照呢，我们一般会在怀孕第 32 周拍，那时候拍出来最漂亮哦！"

所以，所谓的"临盆照"根本就不是快要临盆时拍的。人们观念中快临盆的孕妇究竟是怎么样的呢？四肢十分纤细，肚子像揣着个篮球一样？真的那么漂亮吗？实际上，快要临盆的孕妇肚子大得就像要炸开了似的，稍微一动，就会呼吸急促，走路也摇摇晃晃的……那个样子并不美丽。面对那样的身姿，如果你说感到很高兴、很幸福，你一定是在撒谎。

*

当孕妇的肚子被同事指指点点时，孕妇最难受的其实并不是他人的目光，而是自己对事业的热情投入将不再被人看到，自己的职业精神也将被人忽略。

一直以来，我都要求自己做一个踏踏实实、尽心尽力完成工作的人。但是怀孕后，我努力的痕迹似乎都被抹去，只剩下了"孕妇"这个名字。作为一名记者，我需要给采访对象营造一种"我虽然年纪比你小，但却是在和你同等的地位来采访你的，我们没有高低之分"的对话关系。这样的平等感对我的工作来说非常重要。但在怀孕之后，我时常担心自己孕妇的身份被人说三道四、嫌恶奚落。

怀 孕 之 后

在上下班的地铁里，在人来人往的街道上，我甚至产生了一种深深的自卑感："为什么非要挺着个大肚子在高峰期坐地铁啊？真是让别人不方便！"这种话难道只是我的幻想吗？

我们每个人都是多重身份的结合体，但我们好像总是忘记这一点。我既是孕妇，但同时也是一名普通的上班族，上下班高峰期不在地铁里，那我该在哪儿呢？那些行动不便的老人，容易受伤的孩子，还有我们这样的孕妇，难道没有在高峰期乘坐公共交通的权利吗？这些公共场所难道只能被所谓的"正常人"填满吗？

《创比儿童》2019年春季号中，刊登了一篇名为《超越浪漫的礼赞，怀念图像时代的儿童》的文章。金元英律师在此文中分析了儿童视频网站和"无儿童区"共同存在的现象。在文章的最后他表示，目前我们的公共空间正逐渐年轻化和健康化，甚至成了只有大众主流存在的空间。

在读这篇文章的时候，我不由得将文中形容的空间和孕妇所处的环境作对比。孕妇在众人眼里真的是孕育着新生命的、高尚的存在吗？我觉得并不是。在社会大众的审美中，他们可以觉得孕妇变大的肚子是美丽的，但并不觉得手臂和腿部发胖的孕妇是美丽的。在上下班高峰时期，大家甚至还会讨厌占据座位的孕妇。

在怀孕之后，我总是身陷恐惧，担心自己的角色被固化，担心自己在工作上的努力都会被忽视。

女性在怀孕之后，总是因为一些固有的称呼而渐渐被刻板化。怀孕后我们是"孕妇"，生了孩子后我们是"某某的妈妈"，上了年纪以后我们又被统称为"大妈"。然而，这些称呼背后的女性，大部分都还在努力扮演着另外的角色——上班族。

我十分苦恼，该如何摆脱那些掩盖我社会属性的称呼呢？在地铁上，该如何让周围人知道我也是个上班族？在办公室，我该如何让别人知道，即使挺着大肚子，我也在拼了命地完成工作？下班时，该如何让同事看到，我是拖着快累垮的身子离开公司的？

令人沮丧的是，我毫无办法，即便我并没有做错什么。

*

前文提到过的人，包括我的同事 A，我希望他们都能在偶然间看到我写下的这些文字。但同时，我又很担心他们会看到。如

怀　孕　之　后

果他们没看到，那我和他们表面上和谐的关系还能维持下去；如果看到了，他们对我多半也不会觉得抱歉，只会觉得我太过敏感吧？因此，我还是祈祷他们不要看到吧……就是因为这样的心态，孕妇在被冒犯的时候，多数会选择忍耐。

在被无礼之人伤害之后，我们能做的很少。如果伤害我们的人是长辈、上司或是手握权力之人，我们能做的就更少了。

所以，我希望孕妇面对的困境不要只有孕妇才关注。我希望我写下的这篇文章，不要只引起孕妇的共鸣。我希望看到这篇文章的人能够从自己做起，以后不要盯着孕妇的肚子看，不随意评论孕妇的身材和外貌。我希望有更多的人看到这篇文章，所以我最终还是没有删除它。

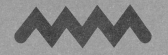

肚子中间有了一根线

妊娠线和妊娠纹

到了怀孕中期，随着肚子渐渐隆起，我的肚脐也开始凸出。有一天洗澡的时候，我不经意看了看自己的肚子，发现肚脐里黑黑的污垢也冒了出来，不禁吓了一跳。

那黑色的污垢由灰尘、角质、皮脂和汗水组成，看上去就像是一个黑色的面团。这其中除灰尘之外，其余物质都由脂肪和蛋白质等多种营养成分组成。如果细菌活动增多，这些物质就会分解成脂肪酸、氨、硫化氢等具有强烈刺激性气味的物质。如果生长环境光照不足且潮湿，对于它们来说简直就是锦上添花。我们身体上有这样无光照又潮湿的部位吗？当然有了，肚脐不就是吗？我看着自己凸出的肚脐，想起"面团"的形成原理。天哪！这该有多脏啊？自己看都觉得丢人。

我在独处的时候，总是有冲动去闻一闻自己身体各个部位的气味。我知道不止我一个人这样。看到肚脐上那些"面团"之后，我忍住了确认其气味的冲动，用湿毛巾小心地把它们清理干净。

但奇怪的是，我一直擦到肚脐和周围皮肤开始发红，这些黑色还是擦不掉。我仔细一看，原来擦不掉的不是黑色"面团"，而是皮肤上被染成黑褐色的印记。

我感到很惊讶，然后仔细观察起了自己身体的每个部位，这才发现，我的身体已经在不知不觉中发生了很多变化。我的乳晕变宽了，颜色也更深。在乳房变大的时候，我就预料到乳晕也会跟着变化，但我没想到的是，我的腋下和大腿内侧都变成了浅褐色。我的身体就像被修图软件修过似的，整个人的色彩对比度都提高了。怎么会发生这种事呢？

*

人体的腹直肌前后有两层腱膜组织，在腹壁正中交叉形成"白线"。之所以被称为"白线"，是因为这一区域所含的色素比其他区域少。我们的肚子可以保持身体内部的压力平衡，支持人体的呼吸，帮助胸部运动，这些功能中，腹白线就承担了相当一部分。怀孕之后，白线会由于色素积淀而变成"黑线"，就是我们常说的妊娠线。

从上往下看，妊娠线就像是一条铺在黄色沙漠上的红色小路，宽度大约在 1 厘米。妊娠线自上而下延伸，靠近肚脐的时候，

怀 孕 之 后

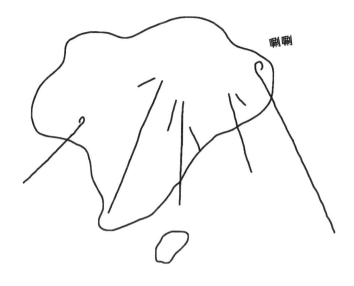

宝贝，不好意思啦！

妈妈也不是故意的……

不管怎么说，这肚子也是妈妈自己的，哈哈哈

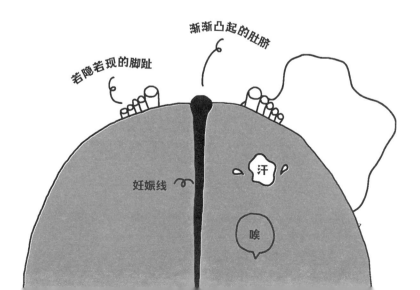

开始往左边偏移，好像是故意要绕开公路上的转盘似的。换一种方式形容的话，我现在的样子，有点儿像肚子中间被缝了一条线的布熊玩偶。

我们经常可以看到孕妇露出肚子的写真，但从来没在这些照片里看到过妊娠线。现在想想看，应该是后期用修图软件把妊娠线处理掉了。但是，妊娠线的出现和肚子凸出一样，也是孕期必须经历的。媒体在展现孕妇姿态的时候，是不是应该如实地将妊娠线展现出来呢？

调查报告显示，有 95.1% 的孕妇会出现妊娠线，并不是百分之百。不同的研究小组在这方面得出的数据不同，但基本都维持在 80%—90%。

目前，妊娠线的形成以及皮肤各处色素沉积的原因，医学上还没有详细的解释，初步推断仍然是和激素的作用有关。这么一看，激素的影响在我们怀孕期间真是无所不在啊！

在人体表面颜色较深的部分都含有黑色素。在阳光较为充足的环境中，为了防止过多的紫外线伤害到我们的身体，大脑垂体便会分泌一种叫作"促黑素细胞激素"的物质。这种激素会刺激黑色素细胞分泌黑色素，然后沉积在皮肤表层。这就是人长

怀孕之后

时间晒太阳会变黑的原因。

怀孕之后，促黑素细胞激素也会分泌。从怀孕第 2 周开始，激素会持续分泌到分娩，此后才会慢慢恢复到怀孕前的正常水平。有科学家推测，正是这个原因，才会造成孕妇身上的色素沉积，形成妊娠线。具体是怎么一回事呢？首先我们要搞清楚一个逻辑：我们的身体不是因为怀孕而变黑，而是因为黑色细胞分泌黑色素才变黑的。其实，黑色素细胞除了分泌黑色素之外，还有调节食欲、平衡身体能量、调节性兴奋以及抵抗炎症、保护身体等作用。怀孕时大量增加的雌激素、黄体酮等激素也会刺激到黑色素细胞。所以，那些颜色原本就较深的身体部位，例如乳头、乳晕、大腿、阴部、肚脐等，在怀孕之后颜色就会更深。

那时候，我的肚子就像是战争后被蹂躏过的土地，或者说像战后土地的三维地图一样。我患上了妊娠期瘙痒症，痒起来我就忍不住地挠，皮肤就像被炮火攻击过似的，火辣辣地疼。肚皮上还有很多凹凸不平的地方，凸出明显的部位，就像是三维地图里的小山峰；凸出不明显的，就像是海面上星星落落的小岛屿。怀孕后期，胎儿越来越大，我的肚子就像是快要爆发的活火山。

某一天，丈夫惊讶地对着我喊道："你肚子上长毛了！"我低头一看，果然，身体上长出了很多怀孕前没有的体毛。原本有体毛的部位，体毛数量更多，颜色也更深了。我的绝望值达到了最高峰。怀孕之后，由于胎盘和卵巢会分泌雄激素，所以，孕妇会像男人一样，胳膊、腿部、胸部、肚子，甚至脸部，都会出现体毛。丈夫拿这件事开玩笑，说我和他又多了一个共同点。但是，我看着镜子里的自己，竟然会觉得有些……恶心。说实话，我并不是一个很在意体毛的女人。我除了觉得浓密的头发很好看之外，就连腋毛和腿毛都在我的接受范围之内。哪怕是在夏天，我都不会刻意去除体毛（当然，也有懒的原因）。但是，像现在这样连肚子上都是黑色的体毛，就得另当别论了。

雪上加霜的是，除了体毛，还有很多孕妇身上会出现妊娠纹，这是因为怀孕期间雌激素和松弛素迅速分泌，胶原纤维之间的结合受到破坏，造成部分皮肤出现裂纹。妊娠纹主要出现在肚子、大腿、乳房等快速增长的部位。刚开始，妊娠纹只是一条条红色的线，不久之后就会变成有些亮晶晶的白色。在青春期的时候，由于我发育得太快，腿部甚至出现了和妊娠纹相似的裂纹。然而，等我真正怀孕的时候，却并没有长妊娠纹。我母亲怀孕时也没有长妊娠纹。研究表明，妊娠纹除了和激素、体重增长相关之外，和遗传也有关系。

说了这么多，那有没有预防皮肤色素沉积，防止妊娠线和妊娠

怀 孕 之 后

纹产生的可靠办法呢？虽然我在怀孕的时候，收到过好几瓶宣称可以预防妊娠纹的乳霜，但实际上，并没有预防妊娠纹产生的可靠办法。市面上那些所谓的能预防妊娠纹的产品，不过是帮助皮肤保湿的普通护肤品罢了。明白了这一点后，我经常涂抹保湿霜，但不会刻意去买所谓的预防妊娠纹的乳霜。也有的公司宣传说，自己的美白产品可以使皮肤重回昔日的白皙，但是，除了医生开的治疗黑色素沉积的处方药外，其他美白产品的功效都微乎其微。更何况，怀孕期间胎儿的健康始终是第一位的，这种可能含有化学成分的美白产品，还是少用为妙。

*

怀孕之后，身体中沉睡的部分好像全都被唤醒了，变化一个接一个，让人猝不及防。我呆呆地站在镜子前，看着是自己又不像自己的样子，深深地陷入忧郁。

"颜色这么深，生了小孩之后真的能白回去吗？"

"以前皮肤那么好，之后还能恢复如初吗？"

"夏天我还能穿泳装吗？"

"以后我能做的事情减少了好多啊！感觉都能列个清单了。"

有一天，我躺在床上一边发呆，一边无意识地用手指顺着妊娠线摸来摸去。我多想自己的手指变成一种神奇的橡皮擦，能够一下子就把妊娠线和妊娠纹擦得干干净净！这些色素沉积、妊娠线和妊娠纹，直到我孩子的百日宴时才渐渐褪去。对我来说，那一百天的时间真是难熬。

除了我本人外，丈夫对我身体的变化感触是最深的。他是个好丈夫，能很敏感地察觉到我情绪的变化。他曾经很认真地看着我说道：

"这样的你，同样很美丽。"

我知道他说的是真心话，而不是为了哄我才说的善意谎言。换个角度来看，我丈夫在清晨醒来时，眼睛总是肿得不行，发型也像个鸡窝。但即便如此，他那副样子在我眼里同样可爱（当然，偶尔我也不这么觉得。对不起啊老公）。因为我们深爱着对方，所以不管对方的身体变成什么样子，我们都觉得对方是好看的，我对此十分感恩。

但是，如果这些话不是出自我丈夫的口中，而是变成了一种公众通用语言的话，听上去就有另外一番滋味了。作为一个有过怀孕经历的人，我有一个很大的感受——大众对于孕妇是否美丽的评判标准是异于平常的，甚至有时候是与平常标准相反的。

"怀孕的女人是崇高的""怀孕的女人是美丽的"，这些话总是透露着一股浓浓的欺骗味道，仿佛是身边的人为了让你好好生孩子、带孩子，脱口而出的一句哄你的话罢了。他们用这样一句轻描淡写的"称赞"，就将我付出的努力，将我承受的生理和心理的痛苦一笔带过。与其呼吁全社会都这样"称赞"孕妇，还不如给孕妇一笔经济补助，让我们能在产后去美容院保养保养皮肤。如果做不到，那不如直接闭嘴，什么都不说。

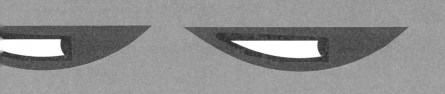

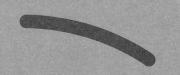

觉得胎动烦人的我，是坏妈妈吗

胎动

怀孕以来，我一直有种不真实的感觉：我的肚子里真的有个孩子吗？我现在真的在孕育着一条小生命吗？好像没有什么直接证据，能让我相信这个事实。验孕棒上的两条红线，血液检查的结果，还有超声波检查的照片，这些都是医学上利用科学技术得到的间接证据而已。我们知道，镜子是利用光反射原理成像的，而做超声波检查时，显示器上看到的影像，是通过子宫内胎儿实时反射的超声波得到的。

直到有一天，一条让我再也无法否认的直接证据出现了——胎动。有研究表明，在怀孕第 7.5 周后，胎儿就会出现首次胎动。虽说是怀孕第 7.5 周，但从理论上来说，应该是受精卵着床后的第 5 周就会出现。到了怀孕第 6—7 周时，我们才可以听到胎儿的心跳声。那时候医生告诉我，胎儿已经会动了，只不过活动的幅度很小，妈妈几乎感觉不到。我简直不敢相信！等到怀孕第 15 周后，胎儿将进行一系列活动，包括转头、曲颈、张嘴、吸吮、吞咽、打嗝、摸脸、打哈欠、伸手、踢腿以及伸展运动等。

这时候，母亲就能明显感觉到胎动。

我第一次感觉到胎动，是在怀孕第 16 周的时候。那天，我和丈夫正躺在沙发上看电视，突然，我肚子里像是打翻了碳酸饮料似的，叽里咕噜一阵翻涌。产检时医生并没有告诉我胎动的具体形式，我还以为是消化系统在运作。正当我马上要去上厕所的时候，一阵前所未有的感觉从肚子里传来——咚！我愣了一秒，立刻对着丈夫喊道："动了！胎动了！"丈夫立刻靠了过来，小心翼翼地将手放在我的肚子上。不过，胎动就那么一瞬间，丈夫没能赶上。我心里一阵暖流涌过，一种前所未有的幸福感油然而生。那个瞬间，是只属于我和宝宝的甜蜜瞬间。

等到怀孕第 18 周时，丈夫终于感受到了宝宝的动静。那次体验来得并不容易，丈夫在我身边守候了很长时间，安安静静地，只是将手放在我的肚子上，一直等着，等着……此后，胎动变得更加明显，次数也变得更多。到了怀孕后期，我和丈夫甚至能时不时地看到肚子被撑起一个小山包，然后滑到其他地方去。那时候，我们总喜欢猜宝宝在肚子里的姿势，比如右边到底是她的腿还是她的头？刚刚冒起来的，是她的手还是腿呢？当时觉得有趣极了。在宝宝胎动时，我反而能够静得下心来，可能是因为注意力都集中到和丈夫一起猜宝宝姿势去了吧。那时候的自己，对接下来将发生的事一无所知。

怀孕之后

*

有一天，我正在办公室里工作，突然觉得肚子麻酥酥的，身上立刻就起了鸡皮疙瘩。我吓了一大跳，立刻把手放在肚子上，集中注意力观察胎动。从肚子的左边到右边，仿佛有一条蛇从里面钻过。虽然这么形容对宝宝有些抱歉，但当时我确实觉得又恶心又害怕。

在那之后，这种感觉时常出现。在狭窄的子宫里，宝宝总是有无数种活动方式。有时候，她像是伸了个懒腰，我的肚子立刻向两边拉扯；有时候，她又像是翻了个身，我的肚子表面也跟着翻滚。在胎动刚开始的时候，我一想到肚子里有个圆乎乎的宝贝，心里就十分温暖，可没想到后期的她会活跃到令我困扰。一个素未谋面的生命，与我联系得如此紧密，让我有些无所适从。更不可思议的是，原本应该觉得可爱的宝宝，我在内心深处竟觉得她有些折腾人。我开始反省：难道我是个坏妈妈吗？

在胎动变得频繁之后，我的耐心也慢慢被磨尽。我只有在胎儿睡觉的那20—40分钟才能得到片刻的安宁。研究结果显示，健康胎儿的睡眠周期不会超过90分钟，也就是说，最多一个半小时，孕妇就要体验一次宝宝的伸懒腰、打嗝和跺脚。

有研究组对 31 名孕妇进行过 24 小时的跟踪观察，结果显示，胎儿每小时平均会活动 31 次。我吃饭的时候，和朋友聊天的时候，开会的时候，走路的时候，胎儿都在不知疲惫地活动着。一方面，胎动带给我的是宝宝健康的安心；另一方面，则是无休止地烦心。

没有亲身体验过的人，永远不知道胎动的威力有多大。宝宝打嗝的时候，就好像我自己打了个嗝一样。看手机的时候，如果宝宝打了个嗝，那我的手机就会跟着晃动，眼前的字也会跟着跳起舞来。就是因为这个，胎动之后我再也没有喝过容易打嗝的热大麦茶。那时候，公司新推出的视频当中有很多特效都需要我亲手画出来。因为宝宝的活动，我的画笔很多次都偏离了预定线路。当我发出"啊……"的惊呼时，坐在对面的同事就会笑着问我，是不是宝宝又踢了我。虽然宝宝很可爱，我也很爱她，但我还是忍不住不耐烦。

到怀孕第 30 周的时候，胎动的幅度大到会让人觉得痛了，尤其是踢到肋骨的时候，我甚至会忍不住叫出声来。我们都有过这样的体验，走路时最小的脚趾不小心狠狠地撞到了桌角，那种痛简直是钻心的。在分娩前的几天，胎动带来的疼痛差不多能到这个程度。可能是忍不住想出来，宝宝会踢打阴道上面的耻骨，那种疼痛简直让人毛骨悚然！"啊！"我忍不住又发出了一声悲鸣。宝宝那快要冲出来的架势，甚至带给我一种恐惧感。

孩子胎动的力量到底有多大呢？会有学者研究这种看似无聊的问题吗？我抱着试一试的心态，开始在网上检索。令人意外的是，竟然真的有相关研究。在 2018 年 1 月发表的一篇论文里，研究者对怀孕 20—35 周的孕妇做了磁共振成像检查，然后用电脑模型计算出了胎儿脚踢的力量。结果显示，怀孕第 20 周的胎儿，脚踢的力量大约为 29 牛顿，怀孕第 30 周的胎儿可以达到 47 牛顿。1 牛顿，就是要使 1 千克的物品以 $1m/s^2$ 加速度运动所需要的力。47 牛顿则相当于让大约 4.8 千克的物品，以 $9.8m/s^2$ 的加速度运动所需要的力。结合这个数据回想一下，真是疼啊！虽然此后胎儿脚踢的力量逐渐减弱，但到怀孕第 35 周时，仍能达到 17 牛顿。

胎动对胎儿肌肉和骨骼的发育至关重要。根据上面提到的研究结果，随着胎儿体型的增大，以及子宫内活动空间的限制，胎儿的活动力度会逐渐减弱，频率也会降低，但是，直到怀孕第 35 周，胎儿骨骼的强度和发展程度都在稳定增加。胎儿会通过活动，从周围的子宫壁接收大量阻力，以此来促进骨骼发育。之前我都不了解这些知识，以为胎动只是因为宝宝太调皮了，甚至内心还有些抱怨。现在想起来，我真该对宝宝说声："抱歉啊，是妈妈误会你了。"

我曾经在论坛里吐露过我的烦恼，令人意外的是，论坛里很多孕妇都有相似的困扰。有人说，胎动让她感到很暖心，但是胎动的幅度和频率逐渐增大，让她开始有些不耐烦。有人表示，只要肚子里有一点儿轻微的动静，她就会整夜整夜地失眠。也有孕妇本身就很讨厌身子动来动去，不管是自己动还是宝宝动，只要身体晃动，心情就会烦躁。还有人和我有同样的心态，因为自己的不耐烦而感到对不起宝宝，觉得自己是个坏妈妈。

抱歉自责的心理困扰了我很久，现在回想起来，好像才刚刚释然。不喜欢胎动的我们，当然不是坏妈妈，这是人的天性。我们常说"为母则刚"，我却认为母性是后天培养的，而不是天生的。有很多科学家也和我持相似的态度，他们认为是后天的经验慢慢造就了母亲对孩子无私的爱。

曾经有神经学方面的专家对两种类型家庭的父母之爱进行了研究，分别是由父亲和母亲组成的传统家庭，和只有一位生物学父亲的同性恋家庭。研究人员在给研究对象展示宝宝影像的同时，利用功能性磁共振成像（fMRI）来观察其神经变化，结果显示，所有父母大脑中的"养育网络"都很活跃，只是程度不同。人类自诞生以来就在慢慢进化的"感性大脑网络"在母亲的大脑中更加活跃，而后天形成的"社会认知性大脑网络"在父亲的大脑中更加活跃。难道说，母爱是天生的，父爱是后天养成的？

怀 孕 之 后

实验结果的反转，发生在一对同性恋家庭。主要负责养育孩子的那位父亲，不仅社会认知性大脑网络很活跃，他还像其他接受实验的母亲一样，感性大脑网络也十分活跃。此外，研究人员还观察到了两个区域连接的影像。研究人员总结道，即便自己没有生孩子的经验，但是通过后天经验的培养，父亲的大脑也会以和母亲相同的方式来激活养育网络，也就是说，母爱和父爱都是通过后天经验形成的产物。顺着这个思路来看，怀孕时的女性还没有真正为人母，被一个从未谋面的小生命天天"踢打"，不耐烦也是正常的，更谈不上是坏妈妈。

然而问题在于，现在社会上普遍都要求女性从怀孕起就该有强烈的母性，就该对胎儿有超乎一切的母爱。即便科学家已经告诉了我们这是强人所难，但社会，甚至女性自己，都还在以超严格的标准来要求孕妇。例如，医生已经明确告知"适量的咖啡不会影响到胎儿"，但是仍然坚持戒掉咖啡，任由自己饱受头痛折磨的孕妇比比皆是。在我们的认知里，母爱就是神话，是能战胜一切的。法国哲学家伊丽莎白·巴丹德（Elisabeth Badinter）在其著作《女人与母亲角色的冲突》中提出，母爱不是本能，而是一种近代发明的产物。根据 1780 年巴黎治安监督官的统计结果，在巴黎每年出生的婴儿中，只有不足 5% 是靠母乳喂养长大的。直到 18 世纪末，母亲不关心孩子的风气仍在蔓延。19 世纪劳动力变得重要之后，国家开始给女性灌输母爱的概念。他们鼓励母亲以孩子为中心，强迫母亲放弃自己的社会生活。不得不说，这样的社会风气对女性是不公平的。

*

为了搞清楚胎动的力量，我查看了研究胎儿踢腿力量的爱尔兰生物医学专家史蒂芬·凡布鲁根博士的网站（https://stefaanverbruggen.com）。我发现了一个视频，那是用磁共振成像的照片合成的：孩子在妈妈肚子里不停踢腿，还用手挤着妈妈的子宫壁。前面我说过，当我知道自己肚子里有个孩子时，那种感觉很不真实。我很难想象超声波照片中那个长得像外星人一样的东西就是我的孩子，或者说，我对孩子是否真的存在产生了疑问。我应该早一些看到这个视频，就没有那种不真实的感受了，然而我却是在和孩子实际相处了 300 多天之后才看到的。这期间我因为孩子常常哭，也常常笑。一个实实在在的生命，已经被我当作至宝抱在怀里了，我们互相安慰，一起吃饭，一起洗澡，一起睡觉，生活了快一年了，我才直观地看到胎动的画面，看到胎动时宝宝可爱的模样。我不禁感慨："哎呀，我的女儿，原来你在妈妈肚子里是这样的啊！你动来动去，把妈妈肚子都撑起个小山包啦！"曾经令人烦恼的胎动，在那一刻，才在我的记忆中被置换成宝宝可爱的小动作。

怀 孕 之 后

不管是孩子出生的瞬间，还是和孩子一起生活了十个多月的现在，我都很难想象这样一个小生命是从我肚子里钻出来的。但是现在我的心态发生了变化，我不再去纠结宝宝是怎么来的，只要她来到这个世上就好，只要她在我身边就好。现在，宝宝已经成了我生命中最重要的一部分，好像我也是她生命中最重要的一部分。不管她哭得有多厉害，只要到了我的怀里，就会神奇般地停止哭泣，然后对着我露出甜甜的笑容。出生时只会嘤嘤哭泣的宝贝，现在也会"妈妈，妈妈"地叫了。她太可爱了，为了她我可以献出一切！我从未想过自己会对任何人有这样的感情，这种独一无二、甘愿付出一切的感情，真的是太神奇了。母亲和孩子之间的感情，可能就是通过一个又一个小小的瞬间，慢慢积累起来的吧！我相信，以后我的宝宝会变得更加可爱。不对，不应该是我相信，而是我坚信！当初的胎动确实让人难受，我对宝宝的不耐烦也是真实的。但是，不要慌张，更不要自责。我们每一个人，都会变成一个甘愿为孩子付出一切的好妈妈。

话说回来，我的宝贝女儿啊，你在妈妈肚子里的时候实在是太闹腾了！当时我和爸爸看着不停动弹的你，都觉得你以后会成为一个足球运动员呢！

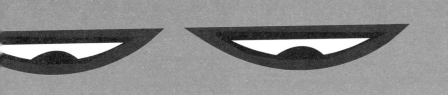

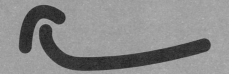

突然有一天，我无法摸到自己的屁股了

关节

在写这一章节之前，我苦恼了很久：到底要不要把这件事拿出来说？这毕竟涉及我的隐私。换个角度想，如果我不写出来，有的人可能永远都不知道孕妇会经历这样的事。所以，我最终还是决定写下来。

这件事发生在怀孕后期。那天，我突然觉得肚子隐隐作痛，于是起身去了卫生间。自从服用孕妇补铁剂以来，我就经常受到便秘的困扰。不过那天还算运气不错，迎来了好久没有的畅快感。

"哎呀呀，心情不错，出去买个冰淇淋吃吧。"

我一边哼着小曲儿，一边扯出卫生纸，准备解决掉后面的事情就出门去。但是很快，我的动作就被迫停止在了半空中。怎么回事？我的手为什么碰不到屁股了！发生了什么？我铆足劲儿又试了试，还是碰不着。要不从前面试试看？当然更加够不着。我看了看自己的肚子，手臂想要跨过去到达臀部，需要经过的"路程"可能比怀孕前多整整一倍。我咬了咬牙，再从后面试一次吧……还是不行。再来一次！仍旧不行……糟了。

我看了看卫生纸，又看了看空无一人的家，坐在马桶上苦涩地笑了笑。在怀孕之前，我预想过可能无法自己穿袜子，无法自己剪脚趾甲，但从来没想过居然无法自己擦屁股。我在马桶上扭来扭去，好不容易马马虎虎地擦了擦，真是又好笑又辛酸，甚至还有些不好意思。

这到底是为什么呢？肚子变大之后，手无法从前面伸过去就算了，怎么从后面也不行呢？

按照惯例，我想在搜索引擎上找找答案，然而这次我却愣住了，因为我连应该搜索什么都不知道。作为一名记者，根据我以往的工作经验，如果是以新发表的论文为主题的报道，可以从对研究人员的采访开始，如果是一些公众好奇的事，或是以公众提问为主题的报道，比如"猫到底是野生动物还是伴侣动物"或"宇宙大爆炸是真的吗"，则要先找到可以采访的人。但碰到很难找到出发点的选题，脸书就成了我最后的手段。我是理工科出身，上大学的时候，如果在专业方面遇到什么问题，在脸书上提问，就会有很多好心的大神给我解答疑惑。

怀 孕 之 后

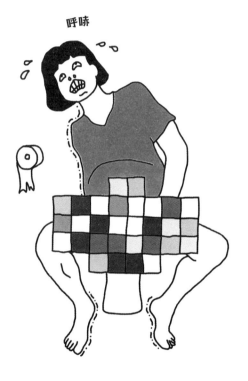

但是这一次，我却迟迟无法提问。我总不能问"怀孕后期，为什么擦不到屁股"吧？而且，我觉得这里很多人也不知道孕妇身体构造的变化。于是，我换了种提问方式：

"问一下大家，如果肚子太大的话，关节的活动范围会受限吗？"

果然，脸书上的大神们这次也没有辜负我的期待。网友S给我发了一篇论文的链接，论文题目是《肥胖对男性关节活动范围的影响》（Obesity effect on male active joint range of motion）。该论文指出，在30个活动关节中，有9个关节的活动范围会受到肥胖的影响。关节活动的最大角度，在医学上被称为"关节活动范围"（RoM，Range of Motion）。在肥胖的影响下，此数值会大幅减小。那么，女性在怀孕之后是不是也会这样呢？

为了寻找答案，我发送了一封邮件给这篇论文的作者，首尔大学产业工学科教授——朴佑镇。很快，朴教授就给了我答复。

"怀孕期间，身体会发生与肥胖相似的变化。当肩膀向身体内侧收拢的时候，由于关节活动范围受限，整体动作也就没那么灵活。向后伸展手臂的动作，不仅与肩膀有关，还与控制侧屈动作的关节的活动范围有关，孕妇做侧屈动作会很困难，向后

怀 孕 之 后

伸展手臂的功能性运动也会受到限制。当然，具体情况我们要做相关研究才能确定。"

朴教授还表示："我找了一下关于影响孕妇关节活动范围因素的研究，遗憾的是并没有找到……研究孕妇的人体工学是非常有意义的，但从事这方面研究的人却很少，这让我很吃惊。"

*

开头的故事只是我怀孕后活动受限的一部分，除此之外，我的日常活动还受到了很多限制。从椅子上站起来这种最平常、一天要做十几次的动作，对怀孕的我来说都成了一件难事。由于子宫越来越大，膀胱受到的压迫越来越重，因此我每天去厕所的次数也越来越多。每次起身，我都要下很大的决心才能做到。从力学角度来分析，从椅子上站起来这个动作，首先需要椅子腿和自身腿部的力量做支撑，然后将上半身的重心往前移。重要的是，整个过程都要保持平衡。这对孕妇来说是个艰难的任务，整个过程中有任何一处动作受限，都无法站起来。随着肚子越来越大，身体能够弯曲的角度就会越来越小，体重则会越来越重，这些因素直接导致起身这个动作的难度增加。

有研究人员对 200 名怀孕 29—33 周的孕妇进行了问卷调查，

主要询问她们完成 32 种动作时的感受，结果显示，从地上捡东西，系安全带，乘车或下车，上床或下床，这些时候孕妇身体的灵活性会明显下降，也就是说，在有限的空间内，孕妇很难做出弯曲、扭动或抬起身体的动作。此外，研究还指出：孕妇伏案工作的时候，背部会有疼痛感；上楼梯的时候会更容易疲劳；从高高的架子上拿东西时，因为身体的不稳定性加大，所以也十分困难；到了怀孕后期，因为被肚子挡住看不清脚部，所以自己很难穿鞋。

但是，孕妇不可能在分娩之前天天躺在床上，什么也不干。只要正常生活，那么上述那些"高难度"动作就无法避免，而这些动作的负担就都落在了关节上。有研究表示，从椅子上站起来时，力量主要作用在膝关节。怀孕时，这个动作对膝关节产生的力量比分娩后大 30% 以上。正因如此，我们才会经常听到"怀孕生小孩对膝盖不好"这种话。

孕妇是不是本能地知道这个事实呢？到了怀孕后期肚子越来越大的时候，孕妇走路都会变成"外八字"。根据研究结果，与正常走路和"内八字"走路相比，"外八字"走路能够使膝关节内收力矩更小，有效地减少膝盖负担。所谓"膝关节内收力矩"，是指小腿骨以大腿骨为轴，向内侧旋转的力矩，它的大小，是由膝关节中心到身体冠状面（也就是将身体纵切的假想断面）

怀 孕 之 后

的距离决定的。两脚的角度越大，这个距离就越小，力矩也就越小。

*

肚子一天天变大，我的行动一天比一天困难，仿佛生活的世界都变小了。特别是洗碗的时候，我觉得我的腰已经不是自己的了，太痛了！我的大肚子如果就那样挺在身前，我连水龙头都碰不到。想要洗到碗，我只能尽量把腰弯下来。那时候我才理解丈夫为什么讨厌洗碗，他那么高的个子，每次弯着腰确实是个难事。要是实在腰痛得受不了，我就干脆踮起脚，把肚子放在水槽上。当然，这样的姿势必定会导致我衣服湿透，时间长了还会小腿抽筋。每次洗碗，我都必须在腰痛和小腿抽筋之间做选择，真是两难。

怀孕之后我才发现，这个世界对肥胖人群太不公平了！有太多事情只有体重正常或是苗条的成年人才能做，肥胖的人根本无法做到。比如，在停车场停完车之后，我有过好几次下不了车的窘况。如果和丈夫在一起，我就能提前下车，让他停车就好。但是如果我独自开车，找车位的时候就必须多多注意，选择停在驾驶位旁空间充足的位置才行。如果车与车之间的空间不够大，我就只能侧着身子，踮起脚尖，屏住呼吸，像个螃蟹一样，一步一步挪着出去。我肚子最大的时候，丈夫打趣说我前后左右一样宽。我不愿承认，便让丈夫拿软尺给我量了量。结果，横向的直线距离为 29 厘米，从背部中央到肚脐的直线距离为 34 厘米。何止一样啊，前后距离比左右宽度长多了！

不仅是停车场，公共卫生间、电影院、办公室的桌椅、水池、电梯等，对于我来说要么太小，要么太高，要么太低。原本以为只要生下孩子，这些问题就会不复存在，但现实却是残酷的。分娩之后，那个曾经让我行动不便的宝宝从在我肚子里变成了在我怀里，而且更大了。抱着孩子的我，在寻求别人帮助时也比孕妇更加困难。更令人难过的是，这些不便我只能独自承受，因为即便抱怨，人们往往也会不以为然。

有一种概念叫作"通用设计"，指的是不论使用者的年龄大小、能力如何、是男是女、是否残疾或语言水平如何，都能够最大限度地使用某种产品的设计。这种概念听上去有些抽象，但在日常生活中它的作用还是较为实际的。例如，任何人都可以毫不费力乘坐的低层巴士，方便轮椅进入建筑物的小斜坡，还有不必弯腰低头也能轻松取出物品的滑轮柜子。这种设计不仅对身体健康、体重标准的成年人很方便，对孕妇、残疾人、老人、肥胖人群、儿童等群体也很友好。第一次接触这个概念的时候，我觉得它有也好，没有也行，直到自己成了孕妇，成了通用设计重点考虑的人群之一，我才觉得它不是"没有也行"，而是"没有完全不行"！

但是，设计概念的提出与完善，和应用于实际生活之间，存在着很大的时间差，通用设计的产品也是一样的。适用于所有人的东西是非常有限的，而且如果制作得不好，还会招来埋怨，费力不讨好。另外，科学和技术也不可能完美解决特殊人群所面对的社会问题，我们需要的是全社会的理解，是人们关怀和温暖的目光。

究竟要等到什么时候，我们的世界才会成为一个包容所有多样性的世界呢？

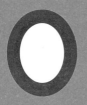

为了排便，耗尽全身力气

贫血，便秘，痔疮

总是说有关大便的事情，真是抱歉。但不可否认的是，大便在我们日常生活中占据了很重要的位置。在怀孕之前，我的排便时间从来没有超过 3 分钟。然而怀孕之后，排便日渐困难，时间也越来越长。我参加过一个有关分娩的讲座，讲师告诉我们"生孩子时，要像解大便那样用力"。好像就是在那次讲座之后，我每次排便都会抱着练习分娩用力方式的态度。我可真是个刻苦学习的模范学生。

在怀孕后期，我每次排便都好像耗尽了全身的力气，完事后整个人都快瘫在马桶上了。我从来没有如此用力过，甚至都担心胎儿会跟着一起出来。而整天都动弹不停的胎儿，那一刻竟然毫无动静。不知道她是被这么大的力气给吓到了，还是为了给原本就疲惫的我减轻负担，又或是真的差点儿一起出来了，她正本能地紧抓着子宫壁。

更要命的是，就算用尽全力也无法排便的次数还在增加。我担心地询问主治医生："这么便秘下去，大便会不会压到宝宝啊？"
结果医生哈哈大笑。

"哈哈，怎么会呢！只是孕妇会吃些苦头，宝宝不会受到影响的。
宝宝在肚子里越来越大，大肠也会像膀胱一样受到子宫的挤压，
所以你才会便秘。"

*

早在怀孕初期，我就知道我的消化系统发生了非比寻常的变化。
我的胃部总是会传来"咕噜噜"的声音，然后很快就有气体在
肚子里打转，再从体内排出（没错，就是放屁）。借着一次工
作上的交流机会，我给美国北卡罗来纳州立大学的金成宇教授
发送了电子邮件：

"教授您好，怀孕之后我经常放屁，而且十分臭。请问这是什
么原因造成的呢？"

他解释说，怀孕后肠道运动会变弱，消化物的移动就会随之变慢。
这样一来，肠内的发酵活动就会增多，微生物菌群也会发生变化。
因此，人体内会产生更多的屁，再加上硫化氢和硫醇等会散发
出恶臭气味的化合物增多，放出的屁自然就变得难闻了。

怀孕之后

"至于怀孕期间肠道运动为何会减弱，有很多不同的意见。有的学者认为是怀孕后激素的作用导致的，但也有学者提出了反对意见，相关的动物实验，也总是得到不同的结果。所以，我认为目前对此下结论还为时过早。"

*

怀孕期间，有一种营养补充剂也是减缓肠道运动的原因之一，那就是补铁剂。

在韩国，国家通过保健所向孕妇免费提供两种营养素，分别是叶酸和铁。我们知道叶酸是必需的，但铁元素也需要补充，让人有些意外，据说是因为怀孕期间血浆和红细胞数目不协调。

研究显示，怀孕之后，孕妇体内血浆的含量增加，到了怀孕中期，增加的速度会更快，在怀孕第 35—36 周时，血浆含量将达到顶峰。一名未怀孕的健康成年女性，血浆含量是 2600 毫升左右，怀孕后以胎儿重 3.3 千克为例，血浆含量平均会增长 1250 毫升，相当于增加了 50%。与血浆含量快速增加相反，血液中红细胞的增长速度则相对较为缓慢。一名未怀孕的健康成年女性，其血液中红细胞含量为 1400 毫升左右，到了怀孕后期，红细胞只会增加 250 毫升左右，大约只增加了 18%。如果按照医嘱服用补铁剂，红细胞可以增加 400—450 毫升，也就是 30% 左右。当然，与血浆的增长速度相比，这点儿增量也并不多。从这些数据可以看出，从血浆量开始剧增的怀孕中期开始，红细胞在血浆中就被稀释了。通俗一点儿说，就是血液变稀，没有以前浓稠了。

正是这个原因，孕妇很容易患上"缺铁性贫血"，这是红细胞的主要成分——血红蛋白缺乏所引起的。血红蛋白是一种含铁的红色蛋白质，它的工作便是从肺部携带氧气出发，随血液辗转于身体各个角落输送氧气。如果身体中的铁元素不足，就会导致血红蛋白无法正常产生，身体各组织也将无法获得充足的氧气，这其中就包括大脑。如果大脑中的氧气含量不足，人就会感到头晕。

孕妇的正常血红蛋白数值为每分升 11 克左右（1 分升 =100 毫升），而没有怀孕的女性正常血红蛋白数值为 12—16 克 / 分升。如果血液的浓度太低，分娩时发生大出血的危险性就会更高。因此，怀孕第 16 周，也就是血液开始迅速变稀的时候，孕妇就要补充铁元素，以预防缺铁性贫血。

但是，服用补铁剂最明显的一个副作用就是便秘。补铁剂不会100% 被身体吸收，没有被吸收的铁元素会和肠道内其他排泄物相结合，使大便更为黏稠，从而导致便秘。

*

在得知我怀孕之后，我丈夫就开始焦躁不安。他是一个做事非常小心的人，这种特征在我怀孕之后更加突出了。他很担心因为缺少什么营养，影响到我们宝宝的生长发育，就早早买来各种各样的补药和营养剂，从维生素 C 到维生素 D、植物性欧米伽 3、钙，我一样不落地都在补。在我怀孕还不到 12 周的时候，丈夫就急急忙忙问医生我能不能开始吃补铁剂。当然，医生给他的答案是否定的。

"现在吃太早了！补铁剂会引起比较严重的便秘。要是你现在就让你老婆吃，她估计打你的心都有。16 周以后再吃吧。"

说点儿题外话，每次我对朋友说起这件事的时候，他们都不太相信，都觉得世界上怎么会有这样细心的丈夫。虽然现代社会已经有很多人认同怀孕是夫妇二人共同的事，应该把孕妇的健康和分娩过程的顺畅，当成夫妻二人共同努力的方向，但是在大部分人的观念里，怀孕更多地还是女人的事。即便有很多丈夫会陪妻子去医院检查，但他们在医院里获得的，更多是幸福和快乐，像补充铁元素这种细微的事情，很少有丈夫能够照顾到。在怀孕之前，关于这种小细节，我和丈夫就已经聊过很多次。令人感恩的是，丈夫为了更好地照顾我，阅读了很多有关怀孕的书籍。在我怀孕之后，很多不引人注意的细枝末节，他也能一一铭记在心。

开始服用补铁剂后不久，我的身体就出现了明显的变化，先是大便的颜色开始变黑。我刚看到的时候吓了一大跳，以为自己的肠道出现了什么问题，立刻拿起手机查资料。还好，这是服用补铁剂后的正常现象。大便是由肝产生的黄褐色胆汁和死细胞、肠内细菌、未消化的食物等混合在一起的，呈褐色，未被身体吸收的铁元素也会混入大便中。排便的时候，铁和空气中的氧气相遇，氧化后呈现黑色。

"唉，便秘现在才正式开始吗？"

便秘开始的时候，我的心情比想象中更为平静，可能是早就有了心理准备吧。便秘和大便干燥持续了好几个月，直到分娩后才慢慢缓解。但是另一个问题又出现了。

在分娩后不久的一天，我发现自己开始便血。刚开始我还以为是生理期开始了，一边提醒着自己要重新开始避孕，一边赶忙处理。但是我怎么看那些血都不像生理血，于是下意识地摸了

怀 孕 之 后

摸肛门处，果然，有一坨肉冒出来了。我觉得，那应该是别人常提到的妊娠性痔疮。痔疮这个东西，想必大家都并不陌生，它是肛门血管和肌肉非正常下垂而产生的块状物，而妊娠性痔疮，是痔疮当中的一种。之所以用"我觉得"这三个字，是因为直到便血后 4 个月的今天，我都因为照顾小孩忙不过来，没能去医院检查。这件事不知不觉就被搁置了。

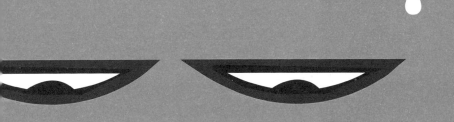

在血糖检测下 "侥幸逃生"

妊娠期糖尿病

我怀孕的整个过程，都充满了痛苦和忧虑，就像在玩打怪冲关的游戏一样，每一关我都要硬着头皮面对新的难题。如果不能平安地度过某一阶段，或是不能解决当前阶段的难题，就必须得在分娩前日夜担心，或是经历更为严酷的自我管理。在怀孕25周左右，我面临的难题是针对"妊娠期糖尿病"隐患的定期检查。

糖尿病，天啊！听到这三个字的时候，我脑袋"嗡"的一下。原本以为这是个与我毫不相干的病名，没想到现在也和自己息息相关。在医学期刊和生命科学期刊上，我经常能看到与糖尿病相关的研究。截止到2011年，全世界的糖尿病患者多达3亿6600万，这个数字几乎和美国的人口数相当！

有一次，我无意中看到了一项有关糖尿病的研究，觉得十分有趣，就想将它报道出来。然而主编却提出了反对意见，理由是韩国科学杂志的主要读者，也就是青少年们，对糖尿病不感兴趣。这个理由我无法反驳，因为在怀孕之前，我对糖尿病的相关知识也丝毫不关心。据调查，全世界的糖尿病患者主要集中在40—59岁之间。作为青少年，不关心糖尿病也是理所当然的。我没想到的是，年仅32岁的我，会因为糖尿病隐患而不得不接受检查，这其中的主要原因就是怀孕。据悉，妊娠期糖尿病是孕妇常见的内科疾病之一。根据韩国国民健康保险提供的资料，妊娠期糖尿病的发病率已经从2007年的4.1%，迅速上升到了2011年的10.5%。

*

我们在进食之后，身体中最先增加的成分就是血液里的葡萄糖。但是，身体是无法将葡萄糖直接转换成能量的，这中间需要胰岛素的作用。当胰岛素功能下降或者分泌量不足时，葡萄糖便不能被完全吸收，只能溢出血液，随着小便被排出体外。这便是我们说的糖尿病。

女性在怀孕之后，胰岛素的功能就会下降一半。这就意味着，孕妇体内的葡萄糖将有一半无法吸收到细胞中，也无法进一步转换成能量。这样的机制是为了给胎儿提供足够的能量，但同时也会带来一系列副作用，孕妇血糖升高就是其中之一。

怀 孕 之 后

当然，我们的身体都是有一定自我修复功能的，为了防止糖尿病的发生，身体会加速分泌胰岛素，与怀孕前相比，分泌量将增加到200%—250%。但是由于某些原因，孕妇体内胰岛素的功能不足或分泌量不够的话，孕妇就会出现高血糖，也就是妊娠期糖尿病。美国糖尿病学会是这样定义妊娠期糖尿病的：在怀孕中期或后期，首次被诊断为糖尿病，才可以划分为妊娠期糖尿病，要与妊娠前就患有的糖尿病区分开来。

有人说，孕妇不是病人，怀孕只是大多数女人都会经历的一个人生阶段而已。还有人表示，将怀孕和分娩过度医疗化，将造成一系列社会问题。那么，妊娠期糖尿病又算不算得上是一种疾病呢？

有科学家试图从人类进化学上寻找答案。美国哈佛大学人类进化生物学家在一篇评论论文（将有关特定主题的主要研究整理在一起的论文）中写道，在很久以前，人体就会通过降低胰岛素功能的方式，来保证怀孕和分娩的成功。那时候人类还处在狩猎时代，吃不饱饭是十分常见的。孕妇的身体需要专门留出一部分葡萄糖不被母体吸收，以保证胎儿获取足够的能量。

随着人类进入农业社会，人们开始大量食用大米、小麦等碳水化合物。但由于长期的进化结果，怀孕之后胰岛素的功能仍会降低。这就导致孕妇血糖含量持续增高，胎儿体重越来越大。在医疗条件不发达，还没有剖腹产等医学手段的时候，这种饮食结构和身体功能的不匹配，导致很多孕妇因糖尿病或其并发症而死亡。又过了很多年之后，在"物竞天择，适者生存"的原则之下，很多胰岛素不会降低的"突变基因"女性生存了下来。

以此为依据，有研究人员指出，在控制肥胖等因素后，妊娠期糖尿病的发病率在不同的人群中会出现不同的情况。美国公共卫生学家将居住在纽约市，但出身地区不同的女性作为研究对象，就其妊娠性糖尿病的发病率进行了相关调查。调查结果显示：来自欧洲的女性发病率最低，在 3.6% 左右；来自南亚的女性发病率最高，为 14.3%。这其中来自孟加拉国的女性患病率是所有研究对象中最高的，达 21.2%。对此，人类进化生物学家认为：欧洲人从一万年前便开始大量食用碳水化合物含量较高的乳制品，因此，很多人都会携带怀孕期间降低血糖的突变基因；而孟加拉国人则习惯食用碳水化合物含量较低的鱼类，因此，很少有人携带这种突变基因。

对于孕妇来说，妊娠期糖尿病是十分可怕的。虽然这种病不会有太多影响日常生活的症状，但如果不注意调整饮食结构，不加强锻炼，胎儿体积容易过大，孕妇难产的可能性也会更高。在分娩时，为了防止产道受损，患有妊娠期糖尿病的孕妇往往要选择剖腹产手术。虽然大部分糖尿病会在分娩后逐渐消失，但仍有一半的患者可能在未来 20 年内转变成 II 型糖尿病。

除了对孕妇的健康不利之外，妊娠期糖尿病对胎儿也会有不利的影响。母亲患有妊娠期糖尿病，生下来的宝宝患新生儿低血糖症和新生儿黄疸、出现呼吸困难等并发症的概率也会大大增加。甚至有研究报告指出，这类宝宝在小学时容易肥胖，青春期时容易患上糖调节受损（糖尿病前期）。就是因为对宝宝的这一系列影响，有很多孕妇在被诊断为妊娠期糖尿病之后，都会觉得对不起宝宝而哭泣，即便这不是她的错。导致妊娠期糖尿病除了肥胖等因素之外，还有家族方面的原因，也就是遗传因素。

可能正是因为妊娠期糖尿病的可怕，很多怀过孕的前辈一见面就会问我："做妊娠期糖尿病筛查了吗？"如果我回答说还没有，她们就会叮嘱我很多注意事项。

"检查前一周开始就不要吃面包之类的食物了，米饭这种主食也要少吃。如果检查没能一次性通过的话，就会每个小时抽一次血，总共得抽四次。这样一来，你得在医院里耗上一整天呢！我那时候不知道在医院抽了多少血，做个检查真的把我折腾得够呛！你一定要吸取我的教训，乖乖听话！"

这个气势，好像我要是检查前一天吃米饭的话，她能追着我把饭碗给我扔掉似的。在各路朋友的"吓唬"之下，我从检查前两周起便开始调整饮食结构（后来医生告诉我，即使吃了也不会影响检查结果）。我喜欢的面包、面条以及巧克力等零食，全都停掉了。对于我这种"吃货"来说，那两个礼拜实在是太漫长了。

胎儿虽然在我的体内，但她毕竟也是一个个体。在怀孕期间，我的身体要负责满足两个个体的营养需求。这其中有消耗能量最多的大脑，还有胳膊、腿和所有的器官，供给都是双倍的。那时候的我就像是回到了青春期，稍微一活动就会觉得饿。

检查当天，我早早就到了医院，在妇产科喝下一杯含有 50 克葡萄糖的药水。那杯药水黄黄的，和小时候吃的一种橙色的退烧药味道很像，说实话不太好喝，空腹喝下去让人有些反胃。然后就要等一个小时再抽血，看血糖到底是升高了，还是下降到正常水平了。每分升血液中葡萄糖的含量低于 140 毫克才算是正常。那时我紧张极了，就像是考完试等待公布成绩的考生一样。即便是一年以后的今天，我回想起那天的情形，仍然会心跳加速。

因为在服药之后需要适量活动，我和丈夫便去医院旁边的商场逛了逛。丈夫挑了几件衣服试，但是我完全不记得他当时的模样。

怀 孕 之 后

丈夫还一直在我耳边说着话，但我一句也没听进去。我忍不住一分钟看好几次手机，虽然人在商场，但心早就飞回医院了。终于，医院给我发来了短信：

"禹娥焕患者您好，您的妊娠期糖尿病检查结果为 87，正常。"

太好啦！检查结果正常！上一次这么高兴，还是我和丈夫谈恋爱的时候。那天他找到了工作，我开心地跳了起来，和他抱在一起转圈圈。听到没有患上妊娠期糖尿病的消息后，我好像比当年更开心，拉着丈夫的手，径直冲向零食售卖区，薯片、饼干、面包，还有我最爱的巧克力！把最近这两周想吃没能吃上的全部买回家，简直是幸福得不行。我一定要吃掉两包巧克力！

在检查结束后，我便不再关心妊娠期糖尿病的有关信息了，但实际上，那些患了这种病的孕妇会非常辛苦。

为了防止出现一系列的并发症，她们需要立刻开始严格的自我管理，直到分娩。为了防止血糖过高，饮食结构管理必须严格，所有食物都要按照医生的嘱咐来选择。除了不能过量进食外，也不能让空腹时间过长。医生会列一张零食清单，要按照清单上的要求定时定量来吃。不能吃想吃的东西就已经很难熬了，在不想吃东西的时候也必须要吃，这让孕妇们更加难受。

除了饮食控制，坚持体育锻炼也是必须的。医生一般会建议孕妇在饭后简单地散散步，或者做一些其他力所能及的运动。除此之外，孕妇每天都要检测血糖。测血糖要戳破手指，挤出血来，每天重复多次。除了身体上的疼痛外，每天揭晓好几次血糖值，就像对学生公布好几次考试成绩一样，让孕妇承受着很大的心理压力。

如果妊娠期糖尿病比较严重的话，孕妇可能还需要注射胰岛素。孕妇S是一名妊娠期糖尿病患者，为了控制血糖，她不得不住院一周，期间需要定期注射胰岛素。胰岛素具有降低血糖的作用，是治疗糖尿病的有效手段之一。但是，如果胰岛素注入体内的量太多，可能会导致患者低血糖，甚至晕倒。

"我每天要测七次血糖，因为太痛了，只能每次戳不同的手指，换着来。时间久了，我的每根手指都有针眼，有的甚至还会浮肿。为了降低血糖，我每天还要注射四次胰岛素。胰岛素可以在腹部、大腿、胳膊等脂肪含量较多的部位注射。但是由于担心影响胎儿，大多数孕妇都不会选择腹部注射，像我就是选择大腿注射。你看，我的大腿被扎得就像蜂窝一样，自己看着都觉得可怜。我现在都快晕针了，看到医院的针头就害怕。"

孕妇也是人，这么艰难的过程，真的是想着肚子里的孩子，一步步硬撑过来的。我觉得能做到这种程度的孕妇都很伟大，她们的坚韧程度出乎我的预料！然而，社会上更多人好像并不这么认为，他们可能觉得这不过是孕妇分内的事吧。

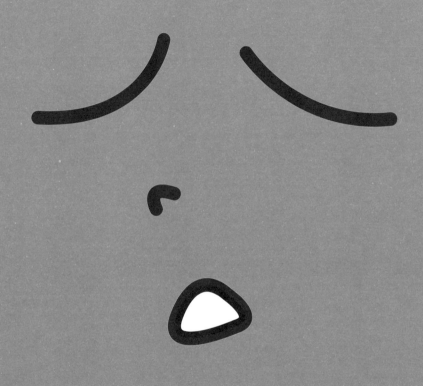

一种叫作PUPPP的病

妊娠瘙痒性荨麻疹性丘疹及斑块病

"天哪！你肚子下面怎么了？"

正准备给我做超声波检查的护士瞪着眼睛惊讶地说。那时候，我离预产期还有不到一个月。天气开始炎热起来，我肚脐下面总是痒痒的。据说那一年的夏天是 118 年来最热的一个夏天。最开始，我以为自己不过是长了些痱子，因为每当我坐下的时候，肚子下面和腿部就会接触在一起，汗水止不住地流。但是由于肚子实在是太大了，我只能感觉到肚子下面痒，根本就看不到具体情况，连照个镜子都得费好大的劲儿。

回到家之后，我立刻站在镜子前，使出吃奶的劲儿把肚子整个抱了起来。当我真正看到肚脐下方时，整个人都愣了，那里的皮肤状态比我想象中糟糕得多。皮肤有一大片红肿，因为很痒，我经常忍不住去挠，所以搞得那里血迹斑斑，已经结痂的地方也很多。当时我并不知道，那是怀孕时比较常见的一种病，被称为"妊娠瘙痒性荨麻疹性丘疹及斑块病"。我不愿意在孕期吃药，便没有去治疗，想着它应该能像其他病症一样，忍忍就过了，分娩之后就会消失。但我没想到，这个病在分娩之后还带给我很多麻烦。

*

"你的肩膀怎么了啊？"

在月子中心的时候，我解开扣子正准备喂奶，新生婴儿科的护士突然这样问道。我看了看肩膀，原本只在肚脐下方才有的皮肤问题，不知不觉已经扩散到了左肋骨、左锁骨，甚至肩膀上。那时候的我刚做完剖腹产手术不到六天，根本没有闲心，也没有精神注意自己的皮肤状态。现在可以确定的是，那不是什么痱子，更像是荨麻疹。护士的一句话，让在场的其他产妇都把灼热的视线集中在了我身上。我很怕其他人以为我得了什么传染病，有些不知所措，一边从护士手中接过宝宝，一边用衣服把肩膀盖住。我原以为那些疹子会逐渐好转，再加上害怕服药影响母乳喂养，就又忍了几天没去医院。但后来，背、胳膊、腿、手背和脚背都出现了相似的症状，万不得已，我终于去了妇产科。

"我给你开了些抗组胺药和类固醇药。因为你正在喂母乳，所以剂量开得非常小，你取了药先去注射室打一针抗组胺。手背

怀孕之后

长的东西我看比较像水泡，你最好还是去皮肤科看一下。"

在注射室，我遇见一位相熟的护士，便聊了几句。她说这种妊娠期瘙痒症很常见，很多孕妇都会得，但是像我这么严重的，她还是第一次见。在药房取了药之后，我听从妇产科医生的建议，去皮肤科挂了个号，然后把事情原委详细地告诉了皮肤科医生，也露出了背部、胳膊等处给他看。

"我小时候得过很严重的过敏性皮炎，这个是不是也是过敏引起的啊？"

"看症状不像。过敏性皮炎一般在胳膊内侧、腋窝等这种皮肤相叠的部位。"

"那我手背上长的是不是汗疱症啊？"

"汗疱症"这个词是我在论坛里看到的，又被称为出汗不良性湿疹，一般是指手或脚上出现的一种非炎症性小水疱。但是医生否定了我的判断，他仔细看了看我的手背，摇了摇头说道：

"你最好去个更大的医院，做一个组织检查，才能确定到底是什么引起的。现在你还在喂母乳，我也不敢给你乱开药。你就先吃妇产科给你开的药吧。"

这就难办了。我每隔两个小时就要喂一次奶，去大医院做检查的话，光是排队就不知道要排多久，而且我也不确定哪家大医院有能医治这种妊娠期瘙痒症的专家。我在网上搜索了一圈，也没找到在这方面比较有名的医院或是专家。

最终，我还是只拿着妇产科医生开的抗组胺药和类固醇药回家了。组胺是我们身体中非常基础的一部分，它会参与细胞的增殖和分化、生成血细胞，以及组织再生和神经传递的过程。此外，组胺最典型的特征是会参与炎症反应，因此，抗组胺药只不过是一种缓和炎症症状的药，治标不治本。我服用的是一种直径大约 6.5 毫米的黄色药片，为了验证药物的安全性，我专门上网搜索了一下。药学信息官网上显示，此药物属于美国食品药品监督管理局（FDA）分类上的 B 等级，也就是没有证据显示对胎儿有害的药物。我这才安心，按照医嘱每天早、晚各服一次，每次半片。

类固醇药物主要含类固醇激素，它由附在肾脏旁的肾上腺皮质分泌，具有很强的消炎作用。医生给我开的类固醇乳霜，就是由类固醇药物制成的。我在网上搜索后，发现它在 FDA 分类上属于 C 等级，也就是"不能完全排除对胎儿的危险性，在治疗中对孕妇的有益性超过危险性才可使用……局部使用时，尚不能确定激素是否会进入母乳，但全身大范围使用时则会出现问题"。

为了防止宝宝吃奶时误食药物，我决定不在胸部附近涂抹类固醇乳霜，只在其他患处涂。每次光是涂乳霜我就要花大约 10 分钟，可以想见当时我的红疹有多么严重。背部我自己涂不到，只能等丈夫下班之后帮我涂。他看到我背部的惨状，忍不住哭了。听到他的哭声后，我也忍不住哭了。

令人失望的是，除了皮肤染上了类固醇药物的黄褐色之外，我的瘙痒没有任何好转。我再次找到医生，这次医生建议我给孩子断掉母乳，专心治病。我问他具体用什么方法治疗，他给出的答案却让人意外："还是继续用抗组胺药和类固醇药物治疗。"

"好！不管怎样还是得先把我太太治好。"

丈夫立刻同意了医生的建议，但我却迟迟没有点头。我对这两种药物的信赖度已经几乎为零，再加上我一点儿也不想因为自己的事情断掉宝宝的母乳。不知道为什么，那时我总觉得自己能给孩子的就只有母乳了，连这个都断掉的话，自己还算什么妈妈。

在月子中心，谁的母乳量最多，谁就可以得到所有人的仰慕。我入住月子中心的第一天，在护士的帮助下挤出了90毫升母乳。据说第一次能挤出这个量，已经算很不错了。在我们身边，总有很多人强调母乳喂养的重要性。没有亲身经历过母乳喂养的人，只知道强调它的好，却不知道这其中妈妈要承受的苦痛。乳腺炎、乳房胀痛……这些问题让太多的妈妈备受困扰。我曾经想过，如果我也要承受这样的疼痛，就立刻把母乳断掉，让宝宝吃奶粉，反正现在奶粉的质量很好，营养也跟得上。但奇怪的是，等自己真正做了妈妈之后，听到护士夸我奶水很好，还是会忍不住开心。很快，我奶水不错的消息就在月子中心传开了。

"听说最近住进来的三个妈妈奶水都特别好，真是羡慕啊！"

"我们小牛奶（我女儿的乳名）真是有福气呀，妈妈的奶水这么好，怪不得我们小牛奶又白又胖呢！"

不知道是不是因为我把这些话都听进去了，所以我觉得自己坚决不能断掉孩子的母乳。

在皮肤科，我遇见了一位和我一样备受妊娠期瘙痒症困扰的产妇。我和她在同一间康复室里做按摩理疗，她看上去已经好转了很多，只有背部还残留着一些痂痕，能让人看出她曾受过的折磨。她的父亲是一名中医，给她用了很多中医的疗法，比如针灸、敷草药……好一阵折腾之后她终于慢慢好起来了。说起瘙痒最严重的时候，她是这样形容的：

"那段时间每天都痒得睡不着，我真想死了算了。"

从月子中心回到家之后，我的症状更加严重了，全身上下几乎到处都是红色的疹子，就像中了毒。我从早上睁开眼睛的那一刻开始就在挠痒痒，一整天都停不下来，整个身子都火辣辣的。为了缓解症状，我试过在身上涂抹芦荟胶，也试过洗凉水澡，但都没有用。严重的时候，身上的痒痒没有一刻能得到缓解，晚上甚至比白天还痒，根本睡不着觉。我的皮肤始终红肿着，有时候还会有结的痂和干皮掉落。

由于皮肤瘙痒加重，刚出生 20 天的宝宝我照顾起来也逐渐力不从心。喂奶的时候，我只要把宝宝抱起来，胸口和肚子等宝宝接触到的部位就会火辣辣地疼，臀部和大腿会因为受到压迫而刺痛，让我整个人坐立难安。那时候我真的很想立刻放下孩子，用冰块敷一敷皮肤。但是看着孩子无辜的脸，我除了掉眼泪，什么都没做。

"我真想死了算了"，我脑海里经常回响着那位孕妇的话，又想起曾在论坛里看见有人说，自己的妊娠期瘙痒症最终变成慢性皮肤病，折磨了自己好几年才有所好转。当时，我整个人就像走进一条黑暗的隧道里，永远都看不到尽头，我甚至开始怀疑，难道我一辈子都只能这样了吗？这种皮肤瘙痒症真的就这样赶都赶不走，伴随我一生了吗？

不能再这样下去了，不能什么都不做，任凭瘙痒症继续发展了。虽然医生并没有说过有没有用，但我还是把一切可能引起过敏的肉食、面食、辣椒、干果等食物都断了。我只通过豆腐和豆浆来补充蛋白质，还看了中医，开始吃中药。

不久前我才知道，妊娠期瘙痒症并不是这种病的正式病名，它只是代表了这种病的症状。正因如此，我才无法在网上搜索到有关"妊娠期瘙痒症"的学术信息。那它的病名究竟是什么？为什么会引起这么严重的症状？到底有没有根治的办法？

*

"啊！找到了！"

丈夫指着一个英文网站兴奋地喊道。在我的妊娠期瘙痒症康复之后，丈夫仍然会在网上搜索相关的关键词，希望给我曾经历的痛苦讨个"说法"。我俩闲暇时还会拿这个来比赛，看谁能更早地找到答案。功夫不负有心人，我们终于在信息的海洋中找到了一个类似的名词——妊娠瘙痒性荨麻疹性丘疹及斑块病，简称 PUPPP（pruritic urticarial papules and plaques of pregnancy）。虽然这个名词也只是各种症状的罗列，但好在我们能凭借它搜索到相关论文了。我当时的心情很复杂，那些得了疑难杂症，辗转各大医院，终于找到病因的患者们都是这种心情吗？

有一篇论文中提道，PUPPP 在孕妇群体中是比较常见的，每130—300 名孕妇中就有一人患有这种病，但至今它还没有准确的定义。不同的研究人员对这种病的表示方法也不同，有的称其为妊娠多形性皮疹，有的称妊娠晚期痒疹，有的称妊娠中毒性红斑，还有的称妊娠性大型斑疹……这种皮肤病主要在妊娠后期发作，常见于大腿和臀部。

自从 1979 年首次被命名至今，PUPPP 的具体病因仍然是个谜。学术界提出过多种假设，例如，肚子上的皮肤受到过度拉伸，皮肤结缔组织被破坏，从而导致隐藏在孕妇免疫系统内的抗原活跃，引发免疫反应。再如，肚子上的皮肤被过度拉伸，造成血管通透性增强，导致胎儿的细胞入侵孕妇体内，诱发孕妇身体的免疫活动。此外，有一项研究发现，一位女性在怀第一胎和第二胎时都没有患上这种病，但再婚后怀上现任丈夫的孩子时却患上了 PUPPP，由此怀疑 PUPPP 的致病原因不在于孕妇，而在于胎儿的父亲。

论文中附有一些患有 PUPPP 孕妇的身体照片。在看到这些照片时，我忍不住流下了眼泪。虽然我和提供照片的女性并不相识，但作为同样经历过 PUPPP 折磨的人，我比谁都能体会她们的痛苦。看着那些充满抓痕又红肿的皮肤，我仿佛又回到了那段地狱般的日子。我从太阳穴到头顶突然感到一股刺痒，汗毛直立，起了一身鸡皮疙瘩。如果再让我经历一次，我不知道还能不能挺过来。

虽然有学者在研究这种疾病已经很令人欣慰了，但我仍然没有找到想要的答案。所有的论文里都没有明确指出治疗方法，只是表示大多数孕妇都是在使用抗组胺和类固醇药物后症状有所缓解的。除了 PUPPP，人类很多皮肤病都还没有找到确切的病

怀 孕 之 后

因。再加上研究 PUPPP 的学者少之又少，找到有效治疗方法自然成了一个难题。此外，PUPPP 是一种对胎儿没有什么不利影响的疾病，可能也是因为这个，才让大多数人对它都没有足够的重视。

假设 PUPPP 的患病率为 0.5%，以 2018 年韩国的新生儿数量为 326900 来计算，一年就有 1635 名孕妇遭受 PUPPP 的折磨。PUPPP 的患病时间短则几个月，长则数年。患病女性的生活质量大幅下降，甚至会出现致郁倾向。那些原本应该沉浸在新生命诞生的喜悦中的岁月，该拿什么来弥补呢？那些备受瘙痒困扰但又别无他法的岁月，又该拿什么来安慰呢？

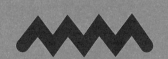

该不会就这样一命呜呼了吧

各种各样的妊娠副作用

呼吸急促

只要稍微一活动，就像是跑了个马拉松一样，气喘吁吁的。怀孕37周仍坚持上班的我，总是会因为自己呼吸急促的样子而觉得不好意思。我是一名记者，外出采访时需要提着很重的摄像机和各种装备。但幸好每次采访都会耗时几个小时，有时间让我偷个懒坐一会儿，喘口气。

最早出现呼吸急促现象，是我在雾霾天戴口罩出行的时候。雾霾最严重的时候是春天，那时我已经开始进入怀孕后期了。周边的人天天都在提醒我，说吸入雾霾会对宝宝造成不良影响，所以我买了密闭性最好的口罩，把嘴巴和鼻子都严严实实地捂了起来。

第一天出门，我就明显感觉到呼吸困难。从地铁站到公司有一段小坡道，不过100米左右，而我爬上去需要费好大的力气，像是登了一座大山似的气喘吁吁。路上遇到的同事看着我的样子不禁苦笑，可能觉得我又好笑又可怜吧。

随着肚子越来越大，我呼吸急促的症状也越来越严重。我本身的体重，加上胎儿和羊水的重量，让我比之前重了 20 千克左右。这和手里多拿 20 千克东西走路的感觉完全不同，我的肌肉要承受比之前更大的负担，运动过程中所需要的氧气也会增多。人在休息时每分钟呼吸大约 15 次，共吸入 12 升空气，而在运动过程中，每分钟的呼吸次数可达 40—60 次，共吸入 100 升空气。为了给肌肉输送足够的氧气，血流的速度会加快，于是心跳也会加快。

到了快要临盆的时候，我就算坐着不动都会觉得气喘。怀孕第39 周时，我还有过睡觉被憋醒的经历。醒来后自己采用深呼吸的方式来平喘，好不容易睡着后又被憋醒，反反复复好多次。是因为我平时不喜欢运动才会这样吗？还是说我的心脏出现了问题？

有资料显示，有 60%—70% 的孕妇都有过呼吸急促的现象，这也是怀孕期间的正常生理反应。

人的肺部是没有肌肉的，它无法自主活动，只能由肺部下方的

怀 孕 之 后

膈膜来支撑其活动。当肋骨和胸骨上升，膈膜下降，肺部扩张，内部压力下降到大气压以下，空气就会进来，这就是吸气的过程；相反，当肋骨和胸骨下降，膈膜上升，肺部压力上升到大气压以上，就会呼气。

女性在怀孕之后，由于子宫过大，膈膜会被拉伸，比原来长 4 厘米左右，这就意味着一部分肺部会长期处于被挤压的状态，在呼气后肺部剩余的功能性气体会比平时少 10%—25%，也就是说，平时孕妇体内携带的空气量较少。然而，肺泡内必须维持有一定量的空气，才能保证在任何情况下都能源源不断地向细胞输送氧气。如果肺泡内剩余的空气量不足，不能顺利输送氧气，就无法保证人体的正常活动。为了避免这种情况发生，我们的身体就会努力地增加呼吸量，呼吸自然会变得急促。

为了保证肺部的空气量，身体所做出的努力远远不止于此。怀孕后，两侧的胸部会分别扩张 2 厘米左右，最大限度地增加吸入的空气量。在怀孕之前，人们每次吸入的空气量大约为 450 毫升，而在怀孕之后，会增加到每次 600 毫升。

在怀孕的时候，我总觉得要大口吸气才舒服，据说这主要是黄体酮的作用。没想到吧，连呼吸都受到激素的影响！怀孕 6 周时，人体每毫升血液中黄体酮的含量是 25 纳克；到怀孕第 37 周时，每毫升血液中的黄体酮含量将达到 150 纳克左右。因为氧气和二氧化碳存在着气压差，所以会在肺泡中进行气体交换，而黄体酮可以使肺泡变得更加敏感，让气体交换更加活跃。如果把肺泡比喻成一台氧气交换机，那黄体酮就是能让这台机器更快运转的机油。

偶尔呼吸急促并不会影响人们的正常生活，但孕妇呼吸急促并不是偶尔发生的。试想一下，不管是出门见朋友，独自待在家里，还是工作的时候，每时每刻你都像刚跑完一万米似的，喘得上气不接下气，那生活质量得有多差！想到那些从事与人沟通的职业，需要经常说话的孕妇，我都忍不住替她们长叹一口气。

妊娠性鼻炎

"你不用说了，孕妇的什么问题都是激素引起的，是吧？"

怀二胎的朋友 B 有些生气。她问医生自己患上鼻炎的原因，医生竟然回答她是激素。

每天一起床，她就会连打好几个喷嚏，眼泪也会止不住地流。

怀孕之后

原本以为医生能告诉自己明确的患病原因，为治疗指出一个明确的方向，没想到医生给了她这样一个含糊不清的答案，让她觉得既生气又无奈。

听到这个故事的时候，我十分惊讶。我知道怀孕时激素会引起孕妇身体的一系列反应，但没想到居然还会引起鼻炎，还有妊娠性鼻炎这么一说。直到自己怀孕，我也得了妊娠性鼻炎。

我本身就患有季节性鼻炎（也有人称为"春秋过敏性鼻炎"），一到花粉满天飞的春、秋季节，我就会因为过敏而喷嚏连天，一整天鼻涕眼泪横流。怀孕之后，就连夏天和冬天我都出现了类似的症状，除了打喷嚏、流鼻涕外，有时候甚至还会流鼻血。

所谓的"妊娠性鼻炎"，真的只是由激素引起的吗？

有研究表明，在怀孕后期，孕妇的呼吸道会发生改变，其中气管和肺等下呼吸道没什么明显变化，变化主要集中在鼻部、喉咙等上呼吸道的黏膜层，表现为容易充血、红肿，或是分泌过多黏液。这一系列变化，就会导致孕妇出现鼻塞、打喷嚏、流鼻血等症状。

这些变化除了由怀孕后雌激素的变化引起之外，血液流量的增加也是间接原因。怀孕期间，高浓度的雌激素会促进呼吸道组织细胞间形成一种物质，叫作透明质酸。透明质酸会直接促进组织内水分增加，导致水肿。

医生对 B 说的没有错，妊娠性鼻炎也是激素导致的。虽然第一次听到时，我也和 B 一样充满怀疑，但自己慢慢了解了其中的原因，了解了我们的身体在怀孕后所发生的变化，倒也不觉得奇怪了。

不过话说回来，如果那位医生能够再耐心一些，给 B 多做一些解释，会不会更好呢？

妊娠期尿失禁

怀孕之后，我们用只能被自己听到的声音偷偷地抱怨一些事，似乎成了常态。不是因为我们胆小怕事，而是因为有的事涉及太多隐私，确实不好意思向他人开口。妊娠期尿失禁就是这样的事情之一。

因为妊娠性鼻炎，我每天都要打很多个喷嚏。有一次，不知道

怀孕之后

是不是用力过猛，在打喷嚏的同时我居然有些尿失禁。当时我正在办公室，幸好反应够快，控制住了，不然就丢人丢大了。光是想想我都毛骨悚然，吓出一身冷汗！现年 32 岁的我，竟然会尿失禁！都是些什么事儿啊……

在怀孕的前 3 个月（子宫缓缓向上）和最后 3 个月中（子宫渐渐长大），膀胱会受到挤压。分娩时，骨盆下面的肌膜、韧带、神经和肌肉等组织都会受到损伤，而这些损伤就可能会导致尿失禁。怀孕和分娩导致的尿失禁是暂时的，一般在分娩后一年内就会消失。但在这期间经历过尿失禁的人，中年患上尿失禁的概率会更高。

尿失禁可以通过药物和手术来治疗，但在怀孕和哺乳期间，大多数药物都是禁止服用的，手术更是不得已时才会做的选择。除非出现肛门括约肌破裂之类的紧急状况，否则医生一般都不会建议手术治疗，通常只会建议孕妇进行骨盆底肌肉运动。这其中最具代表性的，就是 1948 年由阿诺德·凯格尔博士（Arnold Kegel）创立的"凯格尔运动"。

凯格尔运动经常出现在女性健康护理以及怀孕、产后护理方面的书籍中。我第一次听说凯格尔运动对妊娠期尿失禁有效时是很震惊的，而且还觉得有些好笑，因为它最为人熟知的作用是改善女性性功能，使女性更容易达到性高潮。虽然名字叫作"凯格尔运动"，但它和我们平常认知中的运动有很大的不同。它没有用到腹部或背部，而是用到"凯格尔肌肉群"，也就是支持子宫、膀胱、直肠及小肠运动的盆底肌。简单地说，这项运动的内容其实就是收紧盆底肌。

有研究表明，可能是因为这项运动的特殊性，患者是否能正确认识这项运动，医生和患者之间互相信赖的程度，都会影响到具体的治疗效果。

我没有通过做凯格尔运动来治疗尿失禁，不知道这项运动真正的疗效如何。不论是在医院还是在月子中心，我也没有听到身边有人说自己正在做凯格尔运动。早知如此，我应该做个亲身试验，就能把具体的感受和效果分享给大家了。（这种对大家有帮助，还特别有趣的事情上哪儿找啊！）

*

除了上面列出的信息，妊娠导致的副作用还有很多很多，其中最常见的就是消化功能减弱、肠胃运动变缓所导致的消化不良。奇怪的是，即便消化不良，孕妇还是很容易饿。是因为宝宝的成长需要营养，所以促使孕妇吃更多的东西吗？既然如此，为什么要让孕妇消化不良呢？这样自相矛盾，真是让孕妇的消化系统两头为难！

我本身就是容易出汗的体质，怀孕之后我变得比以前更容易出汗了。以前我会在身上涂抹一点儿止汗露，但怀孕之后，因为担心化学成分影响胎儿，我便不再用了。我也尝试过一些孕妇专用止汗露，但效果并不理想，而且皮肤总是不舒服，甚至有点儿痒。所以，即使再讨厌自己身上的汗臭，我也只能忍了。

但是，汗臭严重影响了我的社交活动。有一次，我特别喜欢的一位作家要举办签售会。我早早地打扮好去了书店，但闻着自己一身汗味，实在不好意思距离别人太近，就悻悻地回家了。

怀孕之后阴道的分泌物也会增多。有位朋友告诉我，她在怀孕期间每天要换好几次内裤，不然总觉得不干净、不舒服。并不是她有洁癖，而是阴部确实需要我们小心护理。之前有条新闻，是关于某些品牌的卫生巾里含有荧光剂等对女性身体健康有害的物质。作为记者，我有幸参与了相关的后续报道。我们将被爆料的卫生巾拿到专业机构做检测，结果表明其中确实含有对女性有害的物质。

我们都知道，阴道的皮肤十分娇嫩，其实外阴的皮肤也是如此。

它的结构和口腔黏膜类似，很容易吸收化学物质，需要我们尤其小心呵护。正因如此，即便怀孕期间分泌物再多，我都从未考虑过使用女性清洁剂。

另外，可能由于子宫太大，外阴部还总是有股被挤压的胀痛感，就像是里面有个重物马上就要坠落了似的。

在怀孕 30 周的时候，我的手和脚都开始浮肿。原本量身定做的结婚戒指戴不进去了，还得穿比平时大一码的鞋子。下班回家后脱下衣服，打底裤接缝的痕迹全部烙印在皮肤上，从小腿到大腿。五个脚趾也紧紧地挤在一起。以前我引以为傲的细脚踝，也不见了踪影。

到了怀孕后期，我肚子上的肌肉时不时地会突然紧张，就像揪在一起了似的。这其实是身体为了分娩在做准备，收紧的是子宫。丈夫很好奇那到底是怎样一种感觉，想来想去我都不知道该如何形容，最后告诉他，就像是肚子里面抽筋一样。我觉得这个形容还是很贴切的。小腿抽筋时，整个小腿的肌肉都会紧绷，而子宫收缩时，肚子上的肌肉好像都绷紧了，子宫也像是被一股神秘的力量狠狠地向两边拉扯。这种感觉让我很不舒服，不管是散步还是开车时，一出现这种感觉，我都必须停下来休息好一会儿。

怀 孕 之 后

上面罗列了这么多症状,光是看着就令人头疼。但我们要知道,这几乎是每个孕妇都会面临的状况,甚至有的孕妇还会经历更多。

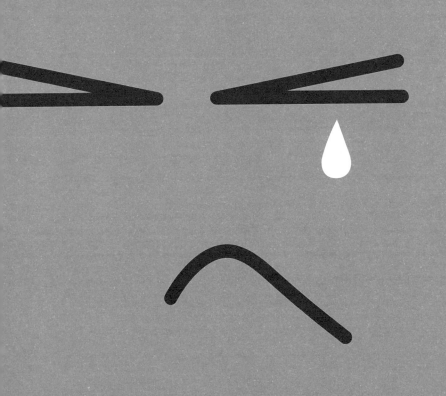

"真想就此从人间消失"

产前、产后抑郁症

说起"抑郁"这个话题，思绪就得拉回我生完孩子两个星期后的时光了。

在月子中心的那段时间，每隔两个小时喂一次奶是我的首要工作。有一天，我正在灯下喂奶，自己有没有照顾好宝宝的担心，以及有没有能力照顾好宝宝的怀疑，突然一下子涌上心头，再加上 PUPPP 的困扰，我一下子变得无比失落。那时，丈夫无意间一句调侃的话，让我一辈子都无法忘记。在那一瞬间，我好像听到了自己心碎的声音。我的泪水止不住地流，好想和孩子一起，藏在一个谁也不知道的地方。现在回想起来，丈夫也没说什么大不了的话，我们平时对话好像都是以那样的调侃开始的。那时候丈夫其实也很累，孩子的降生，让他必须兼顾上班族、丈夫和父亲的角色，没有任何退路。他可能也只是为了让氛围更好一些，或是让我更宽心一些，才说出那句调侃的话。但当时的我却觉得他不可理喻，一点儿也不理解我。"我明明就很累了，连你也要这样对我吗"的心态让我瞬间崩溃。在那之后，我不想和任何人接触，包括丈夫在内。

我开始对一切事物都失去兴趣。不管是作为妻子、女儿还是儿媳，所有的身份在我看来都是包袱。我一方面渴望别人的关怀，觉得每一句问候和安慰都特别珍贵；另一方面又希望谁都别理我，不要和我搭话，就让我一个人待着。丈夫的每一句看似平常的话都会在我脑海中久久萦绕。与没有丈夫帮忙的白天相比，丈夫睡在旁边的夜晚更令我心累。每次从给孩子喂完奶，到孩子打嗝的 20—30 分钟里，我都总是呆呆地坐在床边，敲着孩子后背，脑子里又冒出丈夫说过的那句话，眼泪簌簌地掉。

那时候，我连思考自己是不是抑郁了的时间都没有，全部的精力都在宝宝身上。那个小小的生命完全是依靠着我才能活下去，我要给她吃，给她穿，照顾她睡觉，不能有丝毫懈怠。但是我自己却睡不着，吃不下，精神状态每况愈下。我当时只有一个愿望，就是吃上一顿好吃的，然后睡个懒觉，再做个美美的梦。直到 10 个月后的今天，我才有空回头想，当时的自己是不是患上产后抑郁症了。

据说，韩国有 10%—20% 的产妇患过产后抑郁症，也就是说，当时和我一起住在月子中心的 20 位妈妈中，可能就有 3—4 位患有产后抑郁症。虽然数量很多，但会主动寻求心理援助的产

怀 孕 之 后

妇却很少，只要看看隔三岔五就出现在媒体上的关于"患产后抑郁症的产妇做出极端选择"的新闻就能知道。

宝宝6个月大的时候，我才正式开始写这本书。一想到可以开始写作，我就兴奋不已。每写完一个章节，我就心花怒放。丈夫说，重新开始写作的我，终于恢复了往日的活力。我每篇文章的第一个读者，都是我丈夫。在把孩子哄睡着之后，我们就会躺在床上，聊一聊我当天所写的内容。回想起怀孕时光，我们俩总是一起笑着。不管谁有了关于文章的好想法，就会兴高采烈地与对方交流。

生活好像回到了正轨。之前那些不快乐的时光，与其说忘记了，更应该说被我藏起来了。我应该找个时间，好好看一看曾经抑郁的自己，但照顾孩子和休养身体的课题仍未完全解决。有研究表明，产后抑郁症短则持续3个月，长则持续一年。即使在分娩过后已经10个月的今天，我偶尔还是会有心情突然低落的时候。那我现在应该去看心理医生吗？到底为什么会患上产后抑郁症呢？

引起产后抑郁症的因素可以分为两大类，一类是生物学因素，另一类是社会心理因素。从生物学角度来说，分娩后产妇体内的激素变化、伤口影响，以及遗传等因素的影响，都可能导致产后抑郁症。我就比较符合这种情况，而且我的家人中有人患过抑郁症，我算是有抑郁症的家族史。社会心理方面的因素主要是指婚姻状态、社会经济地位、自尊感、产前抑郁、怀孕不安感、怀孕意愿、社会支持度、婚姻及配偶满足度、生活压力、育儿压力、婴儿的状态、母亲的人格特征等。

在分娩之后，由于我停止了工作，一直处于休息状态，因此自尊感下降了不少，养育孩子的压力又增加了不少。我和丈夫恋爱三年，结婚三年，六年的相处时光让我本以为自己对他无所不知，但在分娩后，我好像发现了他从未显露的另一种面貌。原本最熟悉的人似乎变得不再熟悉，这种感觉给了我相当大的心理压力。我本以为抑郁症离我十分遥远，没想到自己也成了患病的一员。实际上，怀孕和分娩的难度超过大部分人的想象，没有人能够保证自己完全不会抑郁，包括我自己。

在可能引起产后抑郁症的各类因素中，"产前抑郁症"这个词尤其引人注目，虽然它与产后抑郁症相比鲜为人知，但根据研究结果，有一半的孕妇在怀孕时，甚至是怀孕前就已经出现了抑郁症状。据美国妇产科医师协会（ACOG）称，在怀孕期间，有 14%—23% 的女性会出现抑郁症状。在 2013 年之前，产后抑郁症指的是分娩 4 周内出现的抑郁症。2013 年新发行的《精神障碍诊断与统计手册》（*Diagnostic and Statistical Manual*

怀孕之后

of Mental Disorders:DSM-V），对产后抑郁症的确诊范围做出调整，将时间范围扩大到了主产期，也就是说，怀孕期间及分娩 4 周以内出现的抑郁症，都将纳入产后抑郁症的确诊范围。

大家对"产后抑郁症"这个词更熟悉，所以鲜少有人会在分娩前考虑抑郁症的问题，其实，很多人在分娩前已经患上了抑郁症，但她们自己毫无察觉。更可怕的是，容易患上抑郁症的高危险期其实是怀孕初期。从 2013 年 3 月到 2017 年 11 月，第一医院精神健康医学科的李秀英教授带领其研究组对 3700 多名孕妇进行了精神健康方面的跟踪调查研究，结果显示，在怀孕初期，有 19.4% 的孕妇有很高的抑郁症倾向，怀孕后期是 14.2%，怀孕中期是 13.9%，产后一个月内有抑郁症倾向的人群比例是 16.7%。

除了怀孕后出现的各种身体变化之外，导致产前患上抑郁症的危险因素也是多种多样的。正如我在书中屡次提到的，怀孕可不是一件容易的事情。研究人员通过研究发现，导致产前抑郁的主要原因有：未婚生育，家庭收入低，抑郁症家族遗传史，抑郁症病史，非头胎妊娠（包括第二胎及第二胎以上），害喜，非自愿流产，与配偶的关系出现问题等。

如果孕妇是未婚生育，那她患上抑郁症的可能性会比已婚孕妇高出 2.1 倍。家庭月收入低于 300 万韩元（相当于 17500 元人民币）的孕妇患上抑郁症的概率，就比收入 500 万韩元（相当于 29200 元人民币）以上的孕妇高 2 倍。如果孕妇在怀孕之前有过抑郁症病史，那她怀孕后患抑郁症的概率会比没有抑郁症病史的孕妇高 2 倍；如果有糖尿病病史，患抑郁症的概率会高出 4.3 倍；严重害喜的会高出 1.6 倍；怀孕 20 周之前有过非自愿流产经历的则高出 1.6 倍。每一种影响因素都会引起我强烈的共鸣，我相信也会引起你们的共鸣。

有趣的是，孕妇因为和配偶的关系出现问题患上抑郁症的可能性，会比与丈夫关系良好的高出 3.8 倍，仅次于抑郁症病史和糖尿病病史的影响力。看到研究结果，我想起在网上看到过的一句话——产后抑郁的开始是丈夫，结束也是丈夫。这句话原来并不是孕妇说的气话，而是有学术研究作为论据的啊！我赞同这句话，因为我的情况正好印证了这句话。我仔细回想过，虽然当时我承受着各种各样的压力，要天天照顾宝宝，要忍受睡眠的不足，要和产后营养不良作斗争，还要承受来自七大姑八大姨的各类询问……但是最后压垮我的那根稻草，不过是丈夫的一句调侃而已。

有研究显示，和过去相比，近几年来患产后抑郁症的女性比例在逐年升高。在 1990—1992 年期间，英国的一个研究组以

2390 名 19—24 岁的孕妇作为研究对象，对她们是否患有抑郁症进行了诊断，结果显示，约有 17% 的人表现出抑郁症状。从 2012 年开始，该研究小组又开始了新的研究。这一次，他们选取了 180 名 19—24 岁的孕妇作为研究对象，其中包括上一次研究对象的女儿和儿媳。实验结果令人惊讶，有 25% 的女性表现出了抑郁征兆，其中在第一组实验中出现抑郁症状的孕妇，她们的女儿出现抑郁倾向的比例非常高，比普通受试者高出 3 倍。

研究小组表示："与 1990 年相比，现在很多女性即便怀孕也在坚持工作。但由于经济和社会大环境的变化，女性的工作和生活压力逐渐增大，每天坐着的时间也更长。可能正是因为这样，有产后抑郁症倾向的人才会增加。"

*

如果觉得自己得了产后抑郁症，很多人的做法是自己先做心理测试，有问题再去找心理医生。之前我听朋友说保健所有产后抑郁症的自我检测表，去领叶酸和补铁剂的时候，我就专门去找了一下，但并没有看到。后来，为了了解婴儿接种疫苗的信息，我又去过保健所几次，但一次都没见过这个"传说中的"检测表。我无法确定保健所究竟提不提供检测表，即便提供，他们至少没有将检测表放在显眼的位置，我最终还是只能自己在网上搜索。产后，我因为 PUPPP 经常去医院，但从来没有一个医生问过我"心情如何"之类的问题。这一系列经验告诉我，除非女性主动求助，否则根本不会有人主动关心孕产妇的心理状态。但又有多少女性会选择主动求助呢？至少我是不会的，因为我根本不知道自己已经抑郁了。

即便是面对抑郁症倾向明显的患者，妇产科也不会提供具体且可行的帮助。我的朋友 J 在怀孕第 38 周时，原本已经准备好迎接孩子的到来，没想到等到的却是胎死腹中的噩耗。她在电话里对我说，她的眼泪已经哭干了，再也不会哭了。接着，便是长时间的沉默。这种沉默太可怕了，电话里只能听到她的呼吸声。过了好久，她说：

"我去找医生，希望他帮帮我，但他只听我说了一句话，就打发我走了。"

比起产后抑郁症，人们对产前抑郁症可谓一无所知。疲劳、睡眠障碍、食欲减退等抑郁症的症状，和怀孕期间"正常"的症状非常相似。即使我向医生表示我有这些症状，医生也只会像往常一样说："这是怀孕期间的正常现象，生完小孩以后就会好了。"

怀 孕 之 后

如果医生不好好了解孕妇的具体情况，只一味地根据大概情况来判断的话，孕妇是无法得到实质性帮助的。

从怀孕到分娩，每个孕妇至少要去医院十次。一个健康的人，平时会这样频繁且周期性地去医院吗？这难道不是做跟踪研究的绝佳机会吗？我不太理解，为什么医生不去抓住这个好机会？到底要到什么时候，我们社会的普遍认知才会得到提升呢？

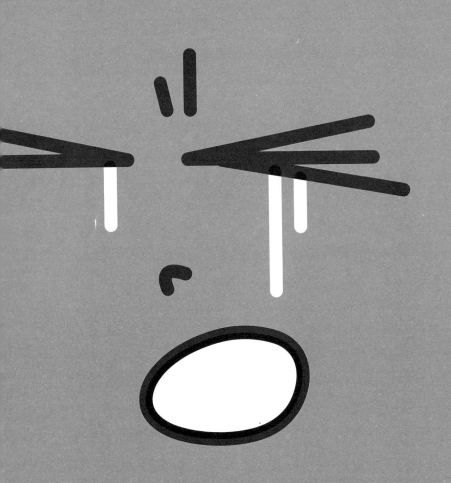

世上没有无痛的分娩

顺产还是剖腹产

在前文中我提到过，我分娩时选择了剖腹产。

和很多产妇一样，一开始我也为顺产努力过，但分娩方式的确不是我能决定的。从阵痛发作开始一直到决定剖腹产，整整过了 36 个小时。在这期间，我大部分时间都在忍受阵痛的折磨。到了第 12 个小时的时候，阵痛变得频繁，几乎每 10 分钟就会发作一次，我整晚都没能合眼。再往后，不仅阵痛变得频繁，连每一次阵痛发作的时间也开始变长，每次都会持续 1 分 30 秒左右。阵痛一来，我就握紧拳头，指甲都要嵌入肉里了。我坚持顺产的意志，在长时间的阵痛中被逐渐消耗。丈夫看着我的样子心疼不已，开始劝我放弃。在我处于崩溃边缘时，医生进入病房，又一次查看我宫口开到几指了，结果仍是失望。这成了压垮我的最后一根稻草，我放弃了看不到尽头的坚持，对着医生大喊道：

"医生，我要剖腹产！"

话说出之后，整个病房都忙碌起来了。护士递来好几份文件，让丈夫逐一签字。因为原本打算顺产，所以护士早就按照医嘱给我做了灌肠，腰上也已经插好了注射无痛麻醉的针管。

"一会儿见啊。"

我躺在冰冷的手术床上，故作轻松地和丈夫挥手说再见。我的下半身被脱得一丝不挂，我有些不好意思，脚趾头忍不住蜷缩起来，拳头也紧紧握住。"嚓嚓！"冰冷的消毒剂喷洒在我身上。

"12 点 15 分，恭喜啊，是个小千金。"

嗯？进入手术室不过 15 分钟，我一点儿感觉都没有就生了？既没有像电视剧里那样悲鸣，也没有汗流浃背，也没看到流血，就生了？整个过程太过平静，平静得让我有些惊慌。我一点儿也不敢相信自己已经做妈妈了。紧接着，孩子的哭声便让我确定了这个事实。

"可以让我看看孩子吗？"

或许是出于母亲的本能，在听到孩子哭声的一瞬间，我就流下了热泪。坐在床头的麻醉师帮我擦了擦眼泪，护士很快就将包

怀 孕 之 后

裹着绿色棉布的宝宝抱了过来。白润光滑的额头和脸颊，扁扁的小嘴唇，还微微闭着的双眼……仅仅那一瞬间的感受，就够我写一整章。但真正提起笔来的时候，尽管诸多话语涌上心头，我还是只选择了最简单的文字。那是一种难以形容的感动。

我和宝宝第一次见面的时间很短，我还戴着麻醉面罩。很快，护士便抱走了宝宝，而我则留下由医生继续清理胎盘。

"禹娥焕，禹娥焕！醒了吗？刚才给你做后续处理，所以给你上了全麻。现在都弄好了，可以起来了。"

我有些昏昏沉沉的，可能是睡得太久了。我突然开始担心自己刚才是不是打呼了，看着医生护士还有点儿不好意思。不知道是不是因为麻醉之前哭过，我的鼻子堵得很厉害，不能呼吸。那一瞬间，我有些慌张，本能地叫出了声，甚至开始挣扎。护士立刻按住我，拍拍我的肩膀，让我冷静。

"我鼻子全都堵死了，呼吸不了啊！医生快帮帮我，呜呜。"

"再稍微忍一忍，现在没有什么办法能帮到你。"

"医生，我鼻子堵死了！我根本没办法呼吸，呜呜。"

"因为刚做了麻醉，所以鼻子暂时还没恢复呼吸功能。"

我刚从麻醉中醒来，神志还有些不清楚，但我清楚地记得当时的感受，我当时觉得护士说的都是些废话！可能是第一次遇到因为鼻塞而哭的产妇，护士其实也有些慌张。

吊瓶、镇痛剂、尿管……我戴着这一系列东西回到了病房。丈夫、护士和医生一起，合力将我抬上了病床。

"老公，我鼻子全堵死了，我现在都没办法呼吸，呜呜。你快去药店给我买点儿滴鼻液，快去啊，呜呜！"

丈夫听到后很慌张，连忙跑去医院对面的药店。只不过他买的不是滴鼻液，而是专门给鼻塞儿童通鼻的一种软管。使用时，要把软管的一头插进鼻腔，然后用嘴用力吸软管的另一头。那时候我虽然神志不太清楚，但坚决反对使用这种软管，我不舍得让我丈夫吸我的鼻涕，太脏了！于是，我哭着喊着让丈夫把那个软管扔掉了。

我为期 41 周的怀孕之旅，就在一片混乱中结束了。

*

一位护士刚刚踏入病房，就"哎呀"了一声，立刻掏出电话来。

"这里是妇产科 304 号病房，麻烦赶紧送个新血垫过来，还有一套干净的床单。产妇的血已经把床单全浸透了。"

因为没有知觉，所以我根本不知道自己在流血。不论是剖腹产还是顺产，产后都会像来月经一样，通过阴道断断续续排出血块，也就是"恶露"。我的恶露排了大概一个月。听到护士的话，我想看一看自己到底流了多少血，无奈身子根本动弹不了。直到护士换床单的时候我才看到，整条床单都血糊糊的。

有人说，顺产是产前痛，剖腹产是产后痛。虽然手术过程打了麻药，但手术后那六天的恢复过程，却让许多产妇都闻之变色。在术后的 24 小时之内，我什么都没有吃，不停打点滴让我整个人都开始浮肿，根本无法下地走路。直到术后第三天，我才能勉强下床，在丈夫的搀扶之下缓缓挪几步。虽然臀部和背部已经很不舒服了，但我大多数时间还是只能平躺在床上，盯着天花板看。我只要稍微一侧身，就感觉肚子里的脏器全都要喷出来了似的。晚上我会冒冷汗，一阵一阵地发冷，尤其是在凌晨，有时会连续十几分钟都在打冷战。虽然后来慢慢稳定了下来，但丈夫和我都吓得不轻，以为我身体出现了什么大问题。伤口的剧烈疼痛一直持续到我出院，甚至在月子中心调养的时候，我也有好长一段时间因为伤口痛而无法活动，给孩子喂母乳的时候也不太顺利。

在手术台上我没有经历过的悲鸣、汗水和血水，在手术后还是一个不落地经历了。

＊

我原本计划采用诱导分娩（给产妇注入催产素，促使子宫收缩）的方式来生产。实际上，到了怀孕第 40 周的时候，我不仅没有开始宫缩，连生产征兆都没有。产妇们常说，在分娩前阴道会排出宫颈黏液栓，一种带血丝的果冻状分泌物，我那时候连见都没有见过。幸运的是，在预产期的前两天，我终于见到了传说中的宫颈黏液栓，宫缩也渐渐开始。

之前有朋友告诉我，如果宫口没有打开，去了医院也没什么用。于是我在家里忍了一整晚，挂了个第二天妇产科的号。等我到医院的时候，宫口已经开了 4 厘米了（也就是通常说的"4 指"。开到 10 厘米时，宫口就完全打开了），于是我首选顺产。我换上病号服，按照医生的要求做好了各种准备。上午 9 点 20 分，护士走进病房来问道：

"你们要做无痛分娩对吧？"

那时候阵痛正好发作了。我忍着疼痛，连忙点头：

"对对对，我要上无痛！"

无痛分娩，在医学上被称为"镇痛分娩"，采取的是硬膜外麻醉的方式。医生会将局部麻醉剂，注入产妇第三至第四节腰椎的硬膜外侧。产妇会感到身心平静，进入"无痛天国"。我不知道这种分娩方式为什么会被称作"无痛分娩"，这总是让人们误以为用了硬膜外麻醉后，分娩就可以没有任何痛苦。实际上，在宫口开到一定程度之前，是无法注射麻醉剂的，有的产妇甚至会因为宫口迟迟不开，只好重新回家去等着。如果宫口开到了8厘米以上，也是无法注射麻醉剂的，因为那时候马上就要生产，注射麻醉剂之后产妇可能没办法好好用力，孩子就不太容易出来。如果我来医院再迟一些，可能就无法注射麻醉剂了。

终于，麻醉师来了。他让我侧躺在床上，抱着膝盖，腰部尽可能地弯曲。当麻醉剂注入时，我的腰部一阵刺痛，而且痛感十分强烈。我眉头紧锁，忍不住地发出了呻吟声。随着一股冰冷的感觉进入脊柱，我的下半身开始变得没有知觉。

在打麻醉剂之前，每一次阵痛都让我精疲力尽，而在打了麻醉剂之后，我只是看着检测阵痛次数的仪器显示屏上，数值在不断上升，自己并没有什么太明显的感觉。在仪器检测数值停留在100的时候（数值最多显示到100），我开始设想：如果我没有打麻醉剂，那会经历怎样的痛苦呢？这仪器上数值的每一次攀升，都代表着一次阵痛，我能不能挺得过去呢？想着想着，我迷迷糊糊地睡着了。大概过了30分钟，医生进来检查我的宫口开到什么程度了。

"宫口已经开到8厘米了，但孩子还是没有出来的趋势啊。我们做个超声波检查仔细看看吧。"医生摇了摇头说道。

很快，护士便推着超声波仪器进来了。医生和护士紧盯着超声波画面，我由于躺着的角度和方向问题，看不到画面，这让我更加好奇起来。

"果然不出我所料啊。宝宝现在是平躺着的，面部朝着天花板。宝宝应该翻一面，面部朝向妈妈才行。这种情况坚持顺产的话，难产的概率很高，大多数产妇都会选择剖腹产。你和家人商量一下，尽快告诉我决定。"

我有些不知所措。自从开始怀孕，我就从未考虑过剖腹产。除了顺产，我想都没想过还有其他情况。现在临近分娩了，医生突然劝我剖腹产……医生离开病房后，护士一脸难过地对我说道：

"我已经在这里上了十年班了，从没见过这种情况还能顺产的。好多妈妈都是坚持顺产，吃了很多苦头，到最后还是生不出来，又推进手术室剖腹产了。"

听了护士的话之后，我有些害怕。我开始在网上搜索，看大家在遇到这种情况时，是选择了顺产还是剖腹产。在千万条信息当中，我只看到一名孕妇是顺产成功了的。在她分娩的后期，因为孩子怎么也出不来，医生只能用医疗仪器将孩子拖出来，造成孩子头部明显变形，头皮上也有伤口。

医生和护士的话，还有网上的信息，都让我坚持顺产的心开始动摇。这时候，麻醉剂渐渐失效，阵痛重新凶猛来袭，我整个人被折磨得十分疲惫，孩子的胎位又让我担心不已，不想再犹豫了——剖腹产吧！

在做出这个选择的时候，我竟然产生了一种奇妙的胜利感。比起那些认为只有顺产才值得夸，觉得选择无痛分娩和剖腹产的都是坏妈妈的人，我显然有更明智的判断力，也有足够的自我决断力。不管是减少痛苦的无痛麻醉，还是剖腹产，都可以使宝宝平安诞生。我不明白为何总有人要求产妇不打无痛，坚持顺产。我不知道这种对所谓"自然分娩"的执着，到底是为了什么。难道痛也分高低贵贱吗？分娩的痛就代表着高尚吗？显然不是的。作为一个亲身经历过 36 小时阵痛的人，我可以负责任地告诉大家，痛就是痛，没什么其他含义。当你在被阵痛折磨的时候，根本没空去思考什么生命的奥秘，思考自己作为母亲的伟大，你只会痛得想要骂人。

随便你们怎么说吧！生孩子的是我，承受疼痛的也是我。我才是我生命的主宰！科研工作者和医生那么努力工作是为了什么呢？不就是为了减轻人类的痛苦吗？得来不易的现代医学慧果，我凭什么不享受？对此，我绝不会动摇！

但是，随着时间的推移，我却开始思考，那时候自己做的到底是不是最优的选择。做选择的时候一环套一环，一步推一步，一切看上去都逻辑清晰，但是现在回想起来，却有一种混乱感。

怀 孕 之 后

为了寻找这种混乱感的来源，我开始对自己的分娩过程进行复盘。

首先，这其中绝对不会有医务人员的责任。我的主治医生和护士，不管是在产前检查、分娩，还是在产后调养过程中，对我的照顾都是无微不至的。虽然有很多孕妇抱怨自己在医院没有得到足够的尊重和关注，但至少我在医院里没有这种感受。我也相信，关于我分娩的所有建议，医生都是根据自己的专业知识和经验给出的。在最终拍板做决定的时候，没有任何一个决定不是我本人做的。医生只会提供意见，不会强迫我做任何决定。

但是，当我问自己："所有选择都是基于你的自主意识所做的吗？"答案却是否定的。决定是我做的没错，但并不完全来自我本人的主观意识。医生的确很和善，但作为医生，仅仅是态度好，那还远远不够。我回想自己做决定的每一个瞬间，突然恍然大悟——信息！没错，我所获得信息的多少，影响了我的判断。

举个例子，我在接受无痛麻醉之前，医生并未向我详细说明情况。无痛麻醉虽然可以减轻产妇阵痛的痛苦，但作为一种外部注射药，它可能会产生副作用。有研究表明，注射了硬膜外麻醉后，胎儿在分娩前可能无法完全转体。还有研究表明，接受无痛麻醉的产妇，在分娩过程中宫口打开的程度不如未注射的孕妇。当然，和大多数学术论文一样，这些研究结果只能代表一个研究团队的意见，并不一定是全对的，也会有很多学术争议。至于具体是怎样的，还需要后续很多研究对此进行分析才能知晓。尽管如此，在需要做出医疗选择的时候，我还是认为患者有必要知道这些最新的信息，这是患者的权利。

接受剖腹产手术的时候，情况也是这样。在医生的建议下走进手术室之前，我没有收到任何有关剖腹产手术的危险告知。有研究结果显示，女性的前一胎采用剖腹产的话，之后发生胎盘前置、疤痕妊娠、死胎，甚至不孕的概率都会增大。

其实，顺产也存在着危险。比如说，产妇的会阴部（肛门和阴道之间的部位）可能会在生产中被撕裂。如果胎儿较大，或是产妇太过疼痛，医生可能会剪开产妇的会阴。如果产妇用力过猛，或者用力的方式不对，还有可能导致骨盆周围的肌肉受损，出现暂时性骨盆肌肉疼痛，甚至转为慢性疼痛，靠近膀胱、子宫、直肠等部位的骨盆，可能会长期脱位。

当然，除了危险之外，不同的分娩方式也有各自的好处。问题在于，产妇在选择分娩方式时，没有被告知具体的风险。在很久之前，包括人类在内的哺乳动物，基本的分娩方式都是自

怀 孕 之 后

然分娩（顺产）。但人类早已跨过了那个时代，医学也已得到了长足的发展。在一些地区，剖腹产分娩的比例甚至超过了40%。也就是说，现在的我们，生活在一个可以自主选择顺产或剖腹产的时代。然而在现实中，医生总是自然而然地将剖腹产作为备用选择，只在产妇无法顺产时才提出，而不是先将两种分娩方式的利弊介绍清楚，让产妇自行选择。分娩是人类繁衍的重要方式，而女性是在这个过程中付出最多的群体。只有足够尊重女性的意愿，给予女性更多自主选择权，才是文明社会真正的体现。

在采取所有的医疗措施，尤其是外科手术之前，患者有权利知道这种医疗措施的作用、风险以及副作用等信息，这在当今社会已经是一种常识了，但分娩手术却是例外。在分娩之前，我曾先后去过医院 13 次，但医生从未与我讨论过分娩时可能发生的情况。这是我的问题吗？是因为我没有主动提问吗？如果要我主动提问，医生才会告知我接受手术的利弊，那这就很难被称作患者的权利。作为一名普通的患者，我没有任何医学知识，又怎么主动提问呢？

患者无法和医生进行充分交流，其实也是整个社会大环境造成的。在新生儿出生率低、产妇满意度低等原因下，韩国能够开设妇产科的医院并不多。医患比例的强烈不平衡，导致患者的就诊时间大大缩短，医生的工作负担也大大增加。再加上现在女性在怀孕后仍在工作的情况很普遍，大家都倾向于在周末或者节假日时去医院检查。虽然韩国的《劳动基本法》中有"产检休假"的相关规定，但真正能落实的公司和单位却很少，而且这个规定只适用于女性，不适用于男性，也就是说，如果孕妇无法独自去医院，就算有假期也无法使用，必须等丈夫也放假，才能一起去医院。这样造成的后果是，周末和节假日医院妇产科爆满，整个医疗环境一塌糊涂。

就拿我来说，即便我按照预约挂号的时间准时到医院，仍然要等两个小时以上。有的医生甚至在两个诊室间来回穿梭，一个诊室接诊完毕后，立刻赶往另一个诊室。在这段时间差里，护士就会带领下一位患者进去换衣服，做好准备等待就诊。这样一来，忙碌的不仅是医务人员，还有前来就诊的患者。

可见我们仍然没能认识到，怀孕不仅仅是女性的事情，而是整个家庭，甚至整个社会的事情。

*

《生育，这惊人的历史》一书中提到，有时候女性追求的是"完整的、真实的体验"，我不太认同这种说法。什么才是"完整的、

怀 孕 之 后

真实的体验"呢？女性必须承受所有的阵痛，不借助医学辅助，这样生下小孩才叫"完整"，才叫"真实"吗？那我剖腹产生下的小孩又算什么呢？是我的生育过程不完整，还是我生下的小孩不真实呢？

人们对生小孩的过程总是抱有幻想。他们总以为，生孩子就是像电视里刻画的那样，产妇满头大汗地撑过阵痛后，使出浑身力气生下孩子，然后满眼热泪地抱起孩子。真是令人感动的，人类最崇高的画面！将现实生活美化后再搬上荧幕，真是害人不浅。

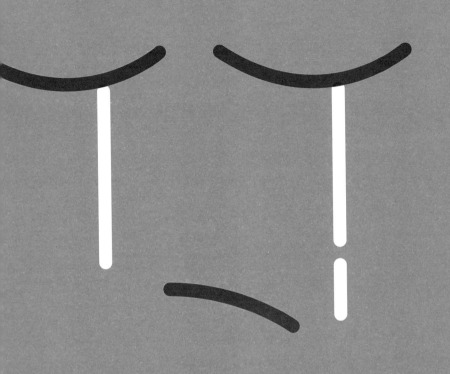

时至今日，死于分娩的女性依旧很多

充满危险的妊娠之旅

在整个怀孕期间，我一共就坐了两次出租车。倒也没有什么特别的原因，只是因为肚子渐渐长大，周围的人总是盯着我的肚子看，让我很不舒服。如果搭乘出租车，整个密闭狭小的空间里，将只有我和陌生司机。不管司机有没有和我说话，我都总觉得他在看我的肚子。

到了炎热的夏季，外出采访的我不仅要挺着个大肚子，还得拿上摄像机、话筒等装备。搭乘公共交通对于当时的我来说不太现实，再加上我内心深处还是相信司机对我是抱有善意的，所以就搭了两次出租车。不过现实还是很残酷的，上了车之后，司机果然开始和我搭话：

"你这是头胎吗？"

"你要是生个女儿可怎么办啊！虽然说现在时代已经变了，但还是得生个儿子才行啊。"

第二次坐出租车时，我遇到了一位坚决拥护顺产的司机。刚开始我对他的印象还很好，为了方便我坐下，他专门把副驾驶的椅子挪了挪。但当车子行驶了 5 分钟左右，他的大男子主义便开始显露无遗。

"最近这些医院啊，为了赚钱，动不动就劝人剖腹产。以前没有剖腹产的时候，不也过来了吗！就应该优先选择顺产，如果顺产不行就打催产素试一试！如果还是生不下来，再选择剖腹产也不迟嘛。"

听了这话，我心里特别不是滋味。你生过孩子吗？你经历过阵痛吗？女人必须顺产的话，那种痛苦你能帮忙承担一丝一毫吗？也不知道那位司机经历过什么，全程他都在唾沫星子乱飞地诅咒那些实施剖腹产的医院，不断给我形容顺产有多么好。我的忍耐几近极限，本想大发雷霆，但还是在修养的控制下冷静了下来。我坐在后座，叹了一口气说道：

"话说得倒是容易啊，你知不知道现在因为分娩而死的女人还有很多！"

怀 孕 之 后

肯定要顺产啊！

剖腹产都是为了赚你的钱罢了。

怀的什么？儿子还是女儿？

哎呀，怎么是女儿啊？

我跟你说，再怎么还是

得生个儿子才行！

睡沫
横飞

话说得倒是容易啊，

你知不知道现在因为分娩

而死的女人还有很多！

*

在生完孩子一个月左右，我在青瓦台请愿网站上，看到了一条令人遗憾的消息：一位产妇在诱导分娩的过程中失去了意识，最后通过剖腹产生下了一个孩子，之后，产妇的心脏停止了跳动，尽管在第一时间被送去更好的医院抢救，但最终还是陷入了脑死亡状态。另外，产妇诞下的那名婴儿，也在两天后死亡。产妇的家人怀疑这是一起医疗事故，但医院拒不承认，并且急于撇清责任。愤怒不已的丈夫便在青瓦台写下了诉状，发起请愿。

在网上看到这个消息的时候，我看看自己怀里的女儿，又设想了一下那位产妇的经历，忍不住哭了好久。我很难去想象他们现在的心情，原本准备好迎接新生命的诞生，却一下子从天堂掉进地狱，同时失去了产妇和婴儿。光是想想，都已经让人心碎了。在医疗条件发达的今天，我们很少会想到，在分娩的过程中，不论是产妇还是婴儿，都有可能会失去生命。

"生小孩都是小手术，现在哪里还有人会因为生小孩而死啊！"

"以前生活条件不好的时候，大多数产妇还在家里生呢，不也没事吗？"

怀孕之后

我没想到，时至今日，还有人会说出这种话。衡量一个国家医疗体系是否发达有各种指标，其中一项就是"孕产妇死亡率"，即每出生 10 万名婴儿孕产妇的死亡数目，包括分娩后 42 天内，因为各种原因（意外事故除外）造成的孕产妇死亡。根据韩国统计局的数据显示，2011 年，韩国的孕产妇死亡率高至每 10 万例 17.2 人。根据当年的新生儿出生数 471265 名来计算的话，约有 81 名产妇死于分娩。之后，孕产妇死亡率有所降低，2017 年降至每 10 万例 7.8 人，当年新生儿出生数为 357771 名，照此计算，当年死于分娩的产妇约有 28 名。根据 2018 年 12 月的统计，经济合作与发展组织（OECD）成员国的平均孕产妇死亡率为每 10 万例 8.2 人。虽然这个数值比起其他疾病来说不是很多，但至少可以证明，我们总觉得女性不会因为分娩而死亡的想法是错误的。

孕产妇死亡的原因多种多样。根据 2009—2014 年韩国孕产妇死亡原因统计及倾向分析显示，羊水栓塞致死的比例最高，占到 24.4%。栓塞指的是不溶于血液的异常物质出现于血液循环过程中，它们随血液流动，进而阻塞血管腔，引起血管狭窄或闭塞。在各种栓塞当中，羊水栓塞的死亡率算是较高的。分娩时，羊水本应该向外流出。如果羊水通过子宫受损的静脉进入血管，就可能会引起产妇的过敏反应，造成产妇呼吸困难、抽风等症状，严重时还会导致死亡。由于羊水栓塞无法预测，而且发病速度很快，因此从医学角度看，这几乎是无法医治的不可抗情况。

除羊水栓塞外，由产后大出血而导致产妇死亡的比例占到18.3%，高血压相关疾病导致死亡的占到 5.5%。除了这些直接造成分娩死亡的病症之外，因其他内科基础性疾病造成的间接分娩死亡的比例，也高达 29.9%。

是不是没有人能百分之百地保证分娩平安呢？从国际上的统计数据来看，情况倒也没有差到那种地步。世界上其他国家的孕产妇死亡率分别为：丹麦每 10 万例 1.6 人，爱尔兰每 10 万例 2 人，瑞士每 10 万例 2.4 人，德国每 10 万例 3.3 人，也就是说，国家医疗卫生系统的发达程度，产妇的年龄等情况，都在影响着孕产妇死亡率。

不过，也有专家对孕产妇死亡率的发展趋势做出了消极预测。随着孕妇高龄化、受孕困难、多胎妊娠等问题的普遍化，高危产妇的比例也在逐渐增大，而与此同时，分娩数量被低估、医疗纠纷发生率高等原因，又使得设有妇产科的医院，以及妇产科医生在逐渐减少。

一直以来都有学者指出，不同地区孕产妇死亡率的差异也较大。韩国的江原道属于医疗条件较差的地区，2017 年因为分娩而死

怀 孕 之 后

亡的产妇有 3 人，孕产妇死亡率为每 10 万例 33.5 人。由于该地区新生儿人数和死亡人数原本就比较少（新生儿人数为 8958 名，占全国的 2.5%），只要分娩死亡人数增加 1 名，孕产妇死亡率就会增加得非常明显。但即便是考虑到这一点，江原道的孕产妇死亡率也高得太夸张了，比首尔（每 10 万例 6.1 人）高出 5 倍以上。

上面提到过，产后大出血是致死率仅次于羊水栓塞的分娩致死原因，而产后大出血在经济条件较为落后的国家中，发生的比例更高，这也从侧面反映了韩国分娩基础设施不足的现实。

很多产妇即便是幸运地保住了性命，在怀孕、分娩过程中也会遇到各种各样的问题，如妊娠中毒症、妊娠期糖尿病、妊娠高血压、死产、宫颈短、宫颈内口松弛症、早期羊膜囊破裂、胎盘早剥、胎盘前置等。这些光看名字就令人头疼的各种内、外科疾病，让怀孕和分娩的过程更加艰难。

*

秀晶的身体素质向来比较好，在怀孕期间没有什么明显的不舒服。然而有一天，她却收到了医院的住院通知，原因是她的宫颈太短了。

"可能是因为旅行时坐车坐了太久，我的肚子突然开始疼痛。因为怀孕嘛，所以有什么不舒服我都比较谨慎，回来以后立刻去了医院，检查发现，我的宫颈太短了。按照我怀孕的周数，正常的宫颈应该长 4 厘米左右，但我却只有 2.5 厘米。医生告诉我必须立刻住院，而且要绝对静养。那段时间我真是除了吃就是睡啊，一丁点儿活动都不敢做。"

如果宫颈较短，就会有早产的危险。如果情况严重，还需要通过手术治疗，将宫颈封起来，防止宝宝早产。同样危险的还有宫颈内口松弛症，如果有人不幸在孕期患上了宫颈内口松弛症，那很有可能下一次怀孕也会这样。

我写这些，并不是为了吓唬人，更不是为了让人对怀孕和生育产生恐惧心理。我知道即便怀孕如此艰难，还是有很多人不怕吃苦，愿意生育自己的孩子。只不过，我觉得在人们做出怀孕这一选择之前，社会应该向他们提供更多的相关信息，比如孕期有哪些并发症，分娩时可能会发生什么情况。让人们在尽可能多地了解怀孕和分娩之后，再自主决定是否生育。

这不是矫情，更不是胆小。没有人在回顾了自己怀孕和分娩的过程后，还觉得自己是一个胆小懦弱的人。我在回顾了这一过程之后，发现自己是如此勇敢，如此坚强。不过我有些奇怪，这么了不起的经历，为何很少有女性会主动提起，也很少有女性会主动炫耀自己的光荣？我们可是生下了一个（或者不止一个）新生命啊！你想想，现在全球 70 多亿人口，这其中每一条生命，都是女性经历了这一漫长又痛苦的过程才有的。你不觉得女性很厉害吗？

我采访过很多选择不婚不育的人士，很多人都表示，考虑到这个国家的政治、经济、社会、文化等多种因素，认为"在韩国生养孩子太困难了"。我认为其中的一个因素，就是整个社会对怀孕的无知，或者说，知道却装作不知道的"无视"。

我在 20 岁出头的时候，曾和一个比我大 7 岁的男人谈恋爱。当时他的朋友对他说："趁你女朋友还不懂事，赶紧把她带回家。"这句话充满了暴力气息，也从侧面印证了他是知道结婚、怀孕、生育对女性生活的影响有多大的。我们可以不考虑孕妇的生活质量，一味考虑出生率吗？我们总说要提升整个社会的幸福度，难道孕妇就不是社会的一员吗？个体的不幸福，也会使整个社会的幸福度降低，这么简单的道理难道人们不懂吗？

*

有个概念叫作"生育权"，英文中叫作 SRHR，Sexual and

Reproductive Health and Rights，性与生殖健康和权利。首尔大学女性研究所教授河正玉曾在论文《生育权概念的历史化和政治化》中这样写道："这是经历了数十年女性运动才产生的概念，是争取来的胜利成果。"

"怀孕、养育孩子，并不仅仅是与家庭或民生相关的问题，更重要的，这也是和女性身体以及女性自身相关的问题。另外，它还是关乎女性实施自己生育权的问题，也就是说，不论是家庭还是国家，都不能以集体的利益为要挟，强迫女性避孕或是怀孕，更不能将女性作为人类繁衍的工具。社会应该给女性提供可以自由选择避孕或是怀孕的环境以及手段。是否生育，这个选择权从始至终都应该掌握在女性自己手上。从这个方面来说，女性对生育权的争取并未取得胜利的成果，还是一个尚未完成的课题。"

2019 年，关于堕胎是否合法化的问题，韩国国内展开了广泛讨论，这其中不乏关于生育权的讨论。女性怀孕后的生活，显然也应该属于这个讨论范围之内。

英国对 2014—2016 年的孕产妇死亡率进行了研究，结果显示，白人女性的孕产妇死亡率为每 10 万例 8.04 人，亚洲女性为每 10 万例 14.52 人，约为前者的 2 倍，黑人女性则高达每 10 万

怀 孕 之 后

例 39.66 人，是白人女性的 5 倍。由于社会、经济状况等结构性问题，我们的社会总是对"非主流人士"有歧视，韩国也不例外。作为一个生活在首都圈，享受各种制度优惠，已婚且健康的韩国"主流女性"，我的怀孕时光算是过得比较轻松的，这一点我必须承认。除了幸运的主流女性外，我们还有很多女性并不"主流"，她们有的十几岁就怀孕，有的属于社会低收入人群，有的居住在医疗条件落后的地区，有的则身有残疾，还有肤色与我们不同，或是不熟悉韩语的外国女性。她们在怀孕时又面临着怎样的状况呢？我们的社会是不是已经放弃向她们提供该有的援助，或是放弃尊重她们本该有的权利了呢？这真的令我十分担心。

我希望，不论是处于社会主流还是非主流的女性，都能在决定生育之前获得最准确、最全面的信息；希望社会能够多花点儿时间和精力去理解孕妇，帮助孕妇；希望大家能够理解在生育这个问题上选择的多样性，尊重做出不同选择的人群；希望社会能对女性健康和女性权利有更客观公正的认知；希望"幸福地怀孕和生育"不是嘴上说说，而是能够让女性切实享受得到。因为女性不是生育的机器，而是有呼吸，懂得高兴、悲伤和痛苦的人。

分娩不是结束，而是新的开始

在分娩之后，我的 PUPPP 逐渐加重。一般来说，晚上瘙痒的程度会比白天更严重（这也是激素的作用），所以，每天早上刚睁眼的那段时间，是我一天中最幸福的时间。奇怪的是，在分娩一个月后的一天早上，我的瘙痒症状突然加重了，全身都在痒，瘙痒的程度仿佛达到有史以来的最高峰。我一边拼命挠痒，一边呜呜地哭。

在怀孕时，我的身体发生了各种变化，周围的人都告诉我，生了孩子以后就会好的。于是我怀着这样的信念，一步步支撑到分娩。可是为什么瘙痒症在分娩后还在持续呢？好不容易挨过怀孕阶段的我，怎么还要忍受折磨呢？

怀 孕 之 后

我开始将自己的身体变化全都拼凑结合起来看。其实不难想到，孕妇身体的变化并不会随着分娩就消失了，有的变化甚至是在分娩后才开始的。例如，有很多顺产的女性会阴部因为拉伤而持续疼痛；有的人在打喷嚏或是大笑时还会漏尿；怀孕期间的抑郁症，可能会在分娩后加重；怀孕时掉发严重，分娩后好不容易长出来的头发东倒西歪地贴在头皮上，就像刺猬一样；因为要照顾体重逐渐上涨的宝宝，手腕和膝盖关节都开始疼痛。

怀孕和分娩会在女性身上留下难以磨灭的伤痕。我原本打算写一写产后哪些症状会消失，哪些痛苦会持续，我的身体和心灵又出现了怎样的变化等内容，然后以"最终，大家都幸福地生活在一起"这种完美的方式来结尾，但我内心产生了抗拒，因为我知道，这种电视剧般的大团圆结局，在怀孕和分娩之后是不太可能出现的。

不管女性的经历多么坎坷，人们总是以"生下宝宝"这件事来作为整段经历的结局。我不要。在分娩过后，伤口痛、痔疮、关节痛、贫血、疲劳、食欲不振、失眠等问题持续不断，瘙痒症也日渐严重，这些不舒服给我带来的不仅是身体上的折磨，还有心理上的压力。但不管多么难受，我都必须打起十二分的精神，因为一个手无缚鸡之力的婴儿还需要我照顾。你看，分娩根本不是一个过程的结束，它只是另一个过程的开始，是整个人生的一个阶段而已。我所经历的根本无法用文字全部表达，我只能将我从中体会到的，大致分享给大家。

正所谓"养儿方知父母恩"。每当我回顾自己怀孕和分娩的辛苦经历时，都会格外想念自己的母亲。我母亲一共生养了两个孩子，每当我问起她当年的感受时，她总是用"忘了"这样的词来搪塞我。于是我改变了提问方式，开始给她讲述我的感受，然后引导她讲出自己的经历。"对啊！我怀孕的时候也是那样！不过你们现在幸福了，又有月子中心，又有什么孕产妇交流群。我们那时候什么都没有，受苦受难的时候，连个说话的人都没有，只能自己一个人咬着牙挺过来。"听到这些话，我觉得自己很不孝顺。在自己成为妈妈之前，我从未想过我母亲到底经历了什么。在我忍受怀孕和分娩的痛苦时，也未曾想到，当年母亲为了生下我，也经历了同样的痛楚。但是话说回来，我现在真的像我母亲说的"幸福多了"吗？

有一次，我为了找一位治疗 PUPPP 很有名的医生，在台风天中足足赶了五个小时的路。那天我整个人的状态都不太好，既要担心自己的病情，又要担心自己长时间外出会不会影响还在吃母乳的宝宝。在这之前，我已经跑遍了有名的皮肤病专科医院，但总是得到"没什么特别有效的方法"的回答。现在韩国的普遍状况就是，除了妇产科，其他科室或医院，只要听到"孕妇"

怀 孕 之 后

和"正在喂母乳"几个字，就恨不得把病人撵走。所以听说有这样一位"名医"，再苦再累我都要坚持去找他。不知道是这位名医真的很厉害，还是因为我的身体在产后得到了很好的休养，一周过后，我的瘙痒现象有了明显的好转。那时候还真是后悔，后悔自己没有早点儿多方打探，没有早点儿尝试新的疗法。

如今，许多女性在扮演"母亲"这个角色的同时，还要兼顾其他身份，因此，怀孕、生产、育儿的经验就更加个人化和多样化，我相信许多人的经验与我的完全不同。我的书里虽然介绍了很多怀孕和分娩的个人经验，却没有写分娩之后的身心变化。我希望能够听到更多读者分享各自的经验，看到更多人写出多样的故事。

附录　关于怀孕和分娩的私人词典

备孕阶段

● 排卵试纸

检测排卵日里出现促黄体生成素（LH）含量的测试纸。LH 是人体平时也会分泌，但在排卵日会突然暴增的一种物质。因此，排卵试纸与早孕试纸不同，需要每日监测。沾上尿液，试纸上会出现两条线，如果线的颜色突然加深，那说明测试当天就是排卵日。虽然在推定排卵日的各种方法中，用排卵试纸检测的结果最准确，但是用肉眼区分颜色本身就是主观的，有可能出现偏差，因此在使用排卵试纸时，不要在颜色全部变深之后再比较，而要在刚沾上尿液，线刚刚出现的时候就进行比较，这样比较明显。

● "做作业"

以怀孕为目的，推测排卵日，和丈夫发生性关系。如果自始至终都没弄明白排卵试纸怎么用，可以寻求医生的帮助，确定排卵日期后，再和丈夫按时"做作业"。医生会用阴道超声波检查卵泡，然后告诉我们："这个月的排卵期在 × 号前后，那几天发生性关系的话，怀孕的可能性比较高哦。"这就相当于给备孕的夫妻留了作业。

排卵日根据排卵周期的长短而不同。如果周期是 28 天，排卵日一

怀 孕 之 后

般会在第 14 天。但如果通过阴道超声波来确定排卵日的话，医生给的日期一般是周期的第 10 天或第 20 天，每个人情况不同，排卵日也不同。作业也有不同的完成模式，最常用的就是 1—1—1 和 2—2—2 模式。1—1—1 指在排卵日的前一天、排卵日当天和排卵日的后一天做作业，同理，2—2—2 指在排卵日的前两天、排卵日当天和排卵日的后两天做作业。

● 早孕试纸

怀孕之后，母体会分泌一种叫作人绒毛膜促性腺激素（hCG）的物质，而早孕试纸可以测出这种物质。使用的时候，用试纸一端沾上尿液，如果试纸上出现了两道红线，则说明怀孕了。如果你没有怀孕的打算，只是怀疑自己意外怀孕，那就在原本应该来月经的日子之后再测试，这样结果更加准确。如果有备孕计划，那就在性生活结束的 9 天以后再测试。不过，早孕试纸的测试结果不是每一次都十分明显的。有些迫切想要怀孕的女性，会买上几盒试纸，持续测试。当 hCG 的含量太低时，试纸上的第二道红线就会若隐若现。于是，论坛上经常有人发"请帮我看看我的早孕试纸，我到底有没有怀孕啊"之类的帖子，热心的网友们就会把图片使劲放大，使出"火眼金睛"来为陌生人分辨。在那段不安又迫切的日子里，女性之间的互助，又何尝不是一种暖心的守护和鼓励呢？

● 末次月经的日期

这是评估胎盘和胎儿成长阶段，以及计算预产期的基准日期，例如：

"怀孕前最后一次月经是 8 月 1 日的话,预产期是什么时候呢?""以 8 月 1 日最后一次来月经为判断基准,去检查了一下胎盘。"

超声波检查

- **阴道超声**

  一种将超声波检查仪器直接放入阴道的检查方式,可以直接观察到子宫内部情况,比传统的腹部超声更加清晰,检查结果也更加准确,是怀孕初期常采用的检查方式。

- **腹部超声**

  检查前,先在受检者腹部涂抹一层耦合剂,然后手持超声波检查仪器在腹部上来回滑动。腹部超声和阴道超声不同,检查仪器不会直接进入体内。为使检查结果更加准确,在检查之前,医生会要求病人多喝水并憋尿。膀胱内储存的液体较多时,膀胱图像会更加清晰,检查结果也就更准确。在怀孕 10 周之后,腹部超声是最常采用的检查方式。孕妇可以通过屏幕看到胎儿的表情、胎儿打哈欠的样子,甚至是胎儿的头发。

- **"小熊软糖"**

  指的是怀孕第 8—9 周时的胎儿。那个时期的胎儿长度大约 2 厘米,但手和脚已经有了雏形,蜷缩在母亲肚子里的样子就像是我们常吃

怀 孕 之 后

的小熊软糖一样。因为样子十分可爱，所以在论坛上经常会看见"我
家的小熊软糖终于来啦"这样的帖子。

● 没有科学根据的性别辨认法

民间有一种辨认胎儿是男孩还是女孩的方法，叫角度法。怀孕 12
周时去做一次超声波检查，在超声波照片上，用量角器测量胎儿性
器官和脊柱之间的角度，如果在 30°以上，怀的就是男宝宝，30°以
下则是女宝宝。当然，这种方法是没有科学依据的，因为这个时期
的胎儿，不管是男孩还是女孩，生殖器都会凸出来，所以通过超声
波照片很难区分性别。只有到了怀孕第 14 周之后，医生才能准确
地知道胎儿性别。在韩国，医生会说宝宝"长得像妈妈"或者"长
得像爸爸"来给出暗示。

除了韩国民间流传的角度法外，中国和欧洲一些国家也有流传于民
间的分辨胎儿性别的方法。虽然这些方法有时能给怀孕初期的孕妇
带来一些欢乐，但它们都是没有科学依据的。

确认怀孕

● 怀孕确认书

在韩国，通过正规医院妇产科确认怀孕后，会发放给孕妇一份怀孕
确认书。因为确认书上要写明预产日期，所以一般会在怀孕第 5—
6 周后，医生通过超声波看到胎芽，或听到清晰的原始心管搏动之

后才发给孕妇。怀孕确认书会和孕妇手册一起发放，拿到这两份文书，会给人一种"我真的怀孕了"的实感。怀孕确认书的作用十分广泛，办理含有政府补贴的生育保险卡、孕妇专用的诊疗卡、高速列车KTX特别优惠、孕妇汽车保险优惠、孕期缩短工作时间证明等，都需要提供怀孕确认书，所以一定要多复印几份。

● **孕妇手册**

和怀孕确认书一同发放，手册里写有孕妇及家人需要知道的一些常识和信息。孕妇手册一般由各家医院自行印制，大小、形式以及内容都不一样，没有统一的标准。孕妇手册的大部分作用和诊疗手册相似，每次检查时，医生会在手册上简单记录产妇的体重和血压，治疗时需特别注意的事项，以及下一次诊疗的预约事项等。除此之外，手册还预留了贴超声波照片的空间。

● **孕妇徽章**

怀孕初期，因为孕妇肚子还没有长大，所以怀孕的迹象并不明显。但那时候流产的危险性比怀孕中期和后期都要高得多，而且孕妇容易呕吐、疲劳等。为了照顾怀孕初期的孕妇，方便她们利用公共场所或公共交通，韩国政府便推出了这种标识物。凭借医院出具的怀孕诊断书，孕妇就可以在社区保健所领取徽章。我也有这个徽章，但一直放在包里没有用过。我很怕别人会以异样的眼光看待我，害怕别人讽刺我"怀孕就了不起吗"。可能大多数孕妇都有和我相似的心态，所以在街上我几乎没有看到有人戴着这个徽章。

怀 孕 之 后

● **孕妇专座**

为了照顾乘坐公共交通的孕妇，2012 年，韩国政府在公交车和地铁上都设立了孕妇专座。因为座位或座位下的地板是粉色的，所以又被称为"粉色座位"。然而，有很多未怀孕的女性甚至男性也会坐在粉色座位上，尤其是在拥挤繁忙的交通高峰期。因此，对于真正的孕妇来说，孕妇专座更像是画出来的饼，看得到却得不到。

各种各样的害喜

● **害喜之呕吐**

这是害喜最常见的症状之一。在电视剧当中，我们经常看到孕妇在闻到什么气味之后，立刻跑去厕所里呕吐。但在现实生活中，引起孕妇呕吐的不仅仅是气味。呕吐的原因因人而异，有的孕妇只要一坐车就会呕吐，有的孕妇会突然有吃撑了的感觉，然后呕吐。还有的孕妇会吐到浑身无力，最终抓着马桶瘫坐在地上。情况最严重的孕妇，会因为呕吐而毫无食欲，造成体重快速下降。如果呕吐实在无法忍受，医生会开处方药，帮孕妇减轻痛苦。但现在仍有很多人认为，呕吐是怀孕的自然现象，忍忍就过了，完全没有必要吃药，否则会影响胎儿的健康。但是，我们必须谨记，只有孕妇活下去，胎儿才能活下去。据悉，大部分孕妇的呕吐症状会在怀孕第 12—14 周时逐渐消失，但也有个别孕妇呕吐时间会更长，有的甚至会一直持续到分娩为止。

- **害喜之吃**

  从字面来看，这好像是一种幸福的害喜，但经历过的人知道，这不过是另一种折磨人的方式罢了。正常情况下，胃里面如果空空的，就会"咕噜咕噜"地叫，提醒人类进食。但是害喜的饿，完全是另一种概念。早上睁眼的一瞬间，孕妇就开始找吃的，好像必须要塞一两块饼干进肚子才有力气站起来。如果能吃上自己喜欢的东西，孕妇就会非常高兴。这时身边的人最好不要说"你怎么吃这么多"之类的话，老老实实待着，特别是丈夫。没错，说的就是你!

- **害喜之呕吐加吃**

  顾名思义，就是前两种害喜方式的结合：一边肚子饿得"咕咕"叫，一边又觉得天旋地转想要吐，这简直就是混乱和矛盾的最好体现。电视剧中经常有这样的画面，怀孕的妻子大半夜说想吃水蜜桃，丈夫急急忙忙跑了大半天终于买回来之后，妻子闻了闻气味却吐了。可能正是得益于影视作品的展现，现实生活中丈夫们对此多有准备。在面对妻子的前后大反转时，他们往往能够理解。

- **害喜之唾液**

  这类孕妇害喜时，会因为觉得恶心而无法咽下自己的唾液。她们会随身携带卫生纸来接唾液，办公桌和家里床边也有专门接唾液的纸杯或垃圾桶。每当嘴里有唾液聚集，她们就会吐出来，绝对无法咽下去。在饱受折磨的时候，有的孕妇还有干脆把唾液腺切掉的冲动。孕妇闻到唾液的气味会引起呕吐，因此有人会含着柠檬糖或咬着毛

怀 孕 之 后

巾睡觉。如果出现这类害喜症状，那前三种害喜症状出现的可能性也会更高，周围的人一定要重视起来，好好照顾孕妇。

- ● **害喜之刷牙**

这类孕妇只要刷牙，就会呕吐。很多孕妇都是刷着刷着，就蹲在马桶前开始吐了。在饱受折磨之后，有的孕妇看到牙刷就开始起鸡皮疙瘩。这主要是因为牙膏的特殊味道。虽然现在有了减少氟、香料等化学成分的孕妇专用牙膏，但仍然无法完全缓解牙膏气味引起的呕吐问题。因此，与其盲目购买孕妇专用牙膏，还不如去寻找一款气味能被自己接受的普通牙膏。

关于流产

- ● **生化流产**

通过早孕试纸、血液检查等方式确认的怀孕，被称为"生化妊娠"。在此期间发生的流产，被称为"生化流产"，简称"化流"。这个时期的精子和卵子已经成功结合，但受精卵着床失败，或是着床后胚胎未能正常发育，都可能会引发早期流产。与生化妊娠相对应的，就是真正的怀孕，也就是医生通过超声波检查，确认了胚胎已成功着床。生化流产时，只要不是宫外孕，就无须做特别处理。但毕竟是流产，阴道出血以及随之而来的精神压力，通常会让孕妇痛苦不堪。有报告指出，有 50%—60% 的女性第一次怀孕都是以生化流产结束。不仅是生化流产，大部分自然流产的原因都是精子、卵子或者受精卵的染色体，也就是遗传基因出现了异常。

● **稽留流产**

指怀孕初期，胚胎死亡后仍滞留在宫腔内未能及时自然排出的情况，特点是有先兆流产症状或没有任何症状。这种流产往往比生化流产更为严重，需要进行超声波检查才能确定。根据怀孕周数不同，医生的处理方式也就不同，有的会采用清宫手术，有的则会采用药物流产。

● **先兆流产**

指怀孕 28 周前先出现阴道少量出血现象，无妊娠物排出，随后出现阵发性下腹痛或腰背痛。出现先兆流产，并不意味着胎儿已经流产。我们平常所说的"已经先兆性流产了"，大多指的是在阴道出血后最终不幸发展为流产。有 20%—25% 的孕妇在怀孕 28 周之前有过阴道流血的现象。这时候不要慌张，首先，在出血停止之前一定要静养，不要做大幅度活动；之后，可以在医生的指导下注射黄体酮激素或服用药物。

关于激素

这个几乎对所有孕期症状都有影响的物质，简直是解释孕期各种问题的万能答案。虽然大部分孕期症状都是因为激素的作用，这的确是事实，但在告诉别人自己哪里不舒服之后，总是听到"是激素的作用，生了孩子之后就会消失"的回答，听了上百次之后，我就会忍不住想发火。

- **人绒毛膜促性腺激素（hCG）**

  在怀孕初期，这种激素可以起到维持怀孕的作用。胚胎着床后第10周，该激素浓度达到最高峰。通过尿液检测这种激素的浓度，是早孕试纸的工作原理。

- **孕激素和雌激素**

  这两种激素可以抑制排卵，帮助胎儿和子宫发育。由于在分娩前还在持续增加，许多对妊娠副作用的研究，都会对这两种激素和症状之间的关系进行调查。

- **松弛素**

  可以防止早产，让胎盘血液快速流动，也可以放松骶髂关节，为分娩做好准备。在怀孕后含量剧增，一直维持较高的浓度，但在怀孕30周后含量逐渐减少。

- **催乳素**

  促进母乳分泌。在怀孕后含量不断增加，在分娩后达到高峰。在孕激素和雌激素的抑制作用下，怀孕期间不会分泌母乳。

- **尾椎疼痛 / 环跳疼痛**

  尾椎疼痛指尾椎附近类似扭伤的疼痛感。这是孕期常有的现象，但并不为大众所熟知。怀孕后，孕妇的卵巢会分泌比平时多出 10 倍左右的松弛素，放松骶髂关节，这就是造成尾椎疼痛的"元凶"。至于"环跳疼痛"，"环跳"指环跳穴，位于臀部与大腿之间。在怀孕初期甚至腹部隆起之前，有尾椎疼痛症状的孕妇会出现走路时摇晃不稳的现象。妇科医生多会劝孕妇"忍一忍，分娩后这种症状就会消失"。若是孕妇疼痛难忍，想接受物理治疗的话，多半会被医院连连摆手拒绝。有的孕妇使用运动绷带可使痛症稍稍缓解，但要拜托丈夫帮忙。

  在网络上会遇到的一些名词

- **腿部痉挛**

  出现在妊娠中期腹部开始明显隆起之后，尤其多发于夜晚。这几乎是每一位孕妇都会遭受的折磨，是影响睡眠的主要原因之一。痉挛的第二天，腿部会因为疼痛而一瘸一拐。虽然怀孕期间腿部频繁痉挛的原因目前还未被准确查明，但归因于体重上涨引起血液循环变化，从而增加大腿肌肉的负担也无可厚非。在刚刚感受到痉挛时，抓住脚趾用力扳向身体，使小腿紧绷，可以有效防止痉挛加重。

怀 孕 之 后

● 孕妇专用枕

也叫"等身抱枕"，与人的身高等长，有 U 形、J 形等多种形状。怀孕期间，孕妇就连躺卧也不舒服，晚上动辄翻来覆去地睡不着，这时将一侧的腿、胳膊和肚子压在孕妇专用枕上睡，会更舒服一些。它的优点是孕妇一旦拥有，就会想"这个好东西怎么没早点儿买"（当然也有人有不同感受）；缺点是体积太大，不容易收纳，分娩之后就会变成无用的东西。

● 猜周数

在网络论坛上，上传孕肚的侧面照并询问"看起来像怀孕几周了"。这只是一个猜猜看的游戏，大多出于好奇腹部的隆起程度是否符合通常标准的心理，也是在怀孕周数相似的孕妇之间达成共识的媒介。

● 假性怀孕

指备孕期的女性在尚未确定是否怀孕时，就感受到一些类似怀孕初期症状的现象，包括重感冒症状，腹股沟区或乳房有一阵阵针扎似的酸痛，恶心反胃，比平时更容易疲惫、更容易饿等，可见身体状况的确会受到心理的影响。若实际上并没有怀孕，但假性怀孕症状总是反复出现的话，备孕女性在身体不舒服的同时心理也会备受打击："这是真的怀孕了还是我的想象？""呜呜，别再用假象骗我了，现在是想真的怀孕呀。"

- **妊娠中毒症**

  指在妊娠期间出现高血压等症状，重度妊娠中毒症会出现"先兆子痫"，若再有痉挛发作或陷入昏迷，则为"子痫"。肥胖、多胎妊娠或患有糖尿病的孕妇，出现先兆子痫的危险系数较高。妊娠中毒症与产科出血、羊水栓塞并称为致产妇死亡的三大原因，是非常严重的疾病，但目前致病原因不明。同妊娠副作用一样，妊娠中毒症也并非产妇的错误引发的疾病。

- **产前抑郁症**

  在怀孕期间发作的抑郁症，据说高发于怀孕初期。约一半的产后抑郁症是由产前抑郁症发展而来的，但人们对它的存在却并不十分了解，甚至没有意识到孕妇的精神健康也要细心照顾。

- **产前检查**

  是血液检查，胎儿颈后透明带检查（NT 检查，诊断胎儿是否患有唐氏综合征），畸形儿检查，精密超声波检查，妊娠期糖尿病检查等分娩前要做的所有检查的统称。每个阶段分别要做的检查是大致确定的。虽然每项检查都不免令人紧张，但怀孕 20 周之后进行的精密超声波检查尤其如此，因为此时胎儿的大部分器官都已形成，检查会从手指、脚趾个数到查看脏器甚至血管形状，仔细观察全身有无异常。若是通过了这些检查，孕妇便可以松一口气了。这之后通过 3D 人体超声波（可选项目）拍摄胎儿的脸部照片，便可看出胎儿长得像妈妈还是像爸爸，很有意思。产前检查中有相当一部分

怀 孕 之 后

项目费用由医保负责。

● 产前托腹带

宽 10—15 厘米，用魔术贴固定在腰和小腹部位的腰带。随着腹部越来越重，孕妇的骨盆、腰、背、肩都会疼痛，用托腹带固定小腹可以保持姿势端正，也会缓解疼痛。当然，体感效果也是因人而异的。托腹带虽然不是必需品，但孕妇在身体很累的时候可以尝试用一用，缺点是坐下的时候多少会有些不舒服，天气热的时候被承托的部位会流汗，感到憋闷。

临近分娩

● 待产包

去医院或月子中心之前，要将需要的物品装进待产包里准备好，可以在离预产期还有 1—2 周时开始收拾。洗漱用具、卫生巾、内衣、袜子、可供娱乐的东西（例如平板电脑）、婴儿上衣、外包被等是必不可少的，还可以带上吸管、拖鞋、护腕、哺乳胸衣、保暖内衣、营养剂，等等，罗列下去真的要没完没了了。无论多么费心收拾，等到住院之后总是会想起一些需要却没带的东西，也会有很多早早准备好却根本用不到的东西，所以只带一些必需品，其他的到时候再买也可以。

- **腹部下垂**

  指随着预产期临近，孕妇腹部下垂的现象。有人说腹部下垂与分娩
  并无关系，但看了许多临盆前孕妇上传到论坛的对比照片后，我经
  常能发现上腹收进去、小腹鼓出来的变化。所以我认为二者并不是
  没有关联，只是目前我们还不清楚究竟如何关联罢了。

- **分娩前腹泻**

  受到孕激素和补铁剂的影响，很多人在怀孕期间一直被便秘所困扰，
  所以一旦腹泻，便可以立刻感知到异常。说到腹泻的原因，有种说
  法是在激素变化的作用下，包括直肠肌肉在内的全身肌肉为了应对
  分娩而力量减弱。分娩前腹泻的人确实很多，但并不是所有腹泻的
  人都能在几天内分娩。分娩即将到来的最可靠证据只有规律的子宫
  收缩这一种。

- **假性宫缩**

  指怀孕后期出现的不规律的宫缩现象。孕妇在数十秒到一分钟的时
  间里持续感受到腹部被挤压，伴随着腹泻或类似痛经等情况发生。
  分娩前几天，每天会有两三次感到疼痛。随着分娩临近，疼痛会越
  来越频繁，最后，子宫颈打开的同时会过渡到真正的宫缩。这时会
  有更强烈的疼痛规律性地袭来，周期也会越来越短。留意时间，当
  周期缩短到 5 分钟一次时（非头胎产妇为 10 分钟一次）就要去医
  院了。光看文字描述似乎很清晰，但实际上由于阵痛的余韵，孕妇
  很难确定开始和结束的时间。另外，阵痛的感觉和疼痛强度也因人

怀 孕 之 后

而异，很难判断是假阵痛还是真阵痛，甚至有人开玩笑说："分娩就是真阵痛，否则就是假阵痛。"提前下载好记录阵痛周期的应用程序会方便很多。

● 宫颈黏液栓

即将分娩时，通过阴道排出的一种黏稠的分泌物，呈透明果冻状，有时会夹带血丝。在怀孕期间，为了防止细菌侵入，子宫颈会形成一个黏液层。等到快要分娩时，宫颈就会变得柔软，长度也变短，黏液便会顺着阴道流出。宫颈黏液栓流出阴道是分娩前的典型征兆之一。不过，也有很多产妇在见到黏液流出之前，就已经分娩了。从黏液流出到正式分娩，有的孕妇需要几天，有的则需要一周。

● 会阴切开

会阴指的是肛门和阴道之间的部位。在顺产时，医生可能会根据具体情况，将会阴切开一部分。对此，人们持有不同的看法。有的人认为，这样做是为了保证分娩顺利进行，确保胎儿有足够的空间出生，同时也保护了孕妇肌肉不被撕裂。但也有人认为，这样做加重了产妇的痛苦，反而不能保护产妇。不同的分娩方式有不同的优缺点，产妇有权利在知道各种信息后再做出选择。但是在韩国，顺产时医生通常不会征求产妇的同意，就直接将会阴切开。不过值得欣慰的是，最近做会阴切开术前征求产妇同意的医院在逐渐增加。

三大屈辱

灌肠，除毛，内诊，被称为分娩准备时的"三大屈辱"。之所以将它们称为屈辱，是因为在这过程中，肛门和阴部这种隐私部位都会毫无保留地展现在医护人员面前。再加上医护人员对产妇的冷漠态度，会让产妇觉得自己受到了极大屈辱。不过也有产妇表示，只要想到这些都是正常的医疗步骤，就没那么难受了。随着医疗意识的普及化，这三大屈辱也渐渐被产妇们所理解和接受。如今，这三个程序基本是各大妇产科的必备程序。

● 灌肠

分娩时产妇会十分用力，为了防止大便压迫胎儿，或是进入羊水，对母体和胎儿造成污染，医生会在产妇分娩前用灌肠的方式，提前清除体内的大便。医生会将一根软管伸入肛门，告诉你 10 分钟之内就会上厕所，不过实际上往往不到 5 分钟产妇就要去厕所排便了。

● 除毛

护士会在分娩前，用一次性剃毛刀帮产妇剔除阴毛。有人说这是出于卫生方面的考量，但是我没有找到学术依据。有的产妇因为害羞，会自行除毛后再来医院。

● 内诊

医疗人员将戴着一次性手套的手指直接插入产妇的阴道内，确认子宫颈部打开了多少厘米，以及胎先露部及位置。如果产妇想要进行

怀 孕 之 后

无痛分娩，那么医生内诊的次数就会明显增多，因为注射麻醉剂的时间有严格的要求，过早或过晚都会影响最后的分娩过程，所以医生要频繁地检查宫口开到几厘米了，确认是否到了能注射麻醉剂的时间。如果产妇在宫缩开始不久后就去了医院，可能会在医生内诊后得到这样的答复："才开了一厘米，还早着呢，回家歇着吧！"

生产及产后

● 无痛分娩

在医学上被称为"镇痛分娩"，采取的多是硬膜外麻醉的方式。医生会将局部麻醉剂注入产妇第三至四腰椎的硬膜外侧。注射时，产妇需要抱住膝盖，尽最大可能弯腰。麻醉剂只有在宫口开到3—8厘米时才能注射。如果宫口开到8厘米以上，就无法注射了，因为宫口开到10厘米时就要开始分娩，开到8厘米时注射麻醉剂已经太晚了，产妇可能无法好好用力，孩子也不太容易出得来。在注射麻醉剂之后，产妇可以找回难得的平静，甚至可以入睡，休息一会儿。

完全不懂生育常识的人会天真地认为，"无痛分娩"意味着女性可以在注射麻醉剂后，没有任何痛苦地下生下孩子。实际上，无痛分娩不过只是略微缩短了阵痛的时间，在实际分娩的时候，不管用不用无痛，产妇都会感受到肉体撕裂的痛苦。有报告称，无痛分娩可能会提高剖腹产、难产的概率，因此这项医疗技术仍存在争论。

- **产前、产后按摩**

  顾名思义，就是在分娩前后进行的按摩。如果你产后入住月子中心，一般可以免费做一次产前按摩和一次产后按摩。不过，虽说是免费的，但当你走进按摩室后，很可能就会莫名其妙地花钱买 5—10 次按摩。怀孕后体重增加的相当一部分是液体，也就是水肿。在接受产后按摩之后，浮肿会很快消失，体重也会很快下降。但按摩师的水平不同，或产妇的身体条件不同，按摩效果也会有不同。我个人觉得产后按摩还是可取的，即便不能消除水肿，也至少能让我暂时忘了育儿带来的身心压力，让自己有时间，也有理由好好放松一下。产后按摩可以看作是给自己的一个喘息机会，让自己休养过后有更好的状态面对生活。

- **恶露**

  指产后通过阴道排出的血液、坏死的子宫蜕膜等组织，恶露排出大约持续一个月。我们也可以理解为，怀孕 40 周里都没有出现的月经集中在这一个月出现了。不论是顺产还是剖腹产，产后都会出现恶露，尤其是在刚分娩后的几天里，简直是血流不止。刚开始可以使用产妇垫（产妇专用尿布），到后期排出量逐渐减少后，使用适当大小的卫生巾即可。根据每个人的具体情况不同，恶露排出的周期也不同。有的人在恶露排净的几个月后才会重新开始生理期，有的人则在几周后便重新开始了生理期。如果持续出现排出量大、恶露不尽的情况，就应该去医院接受治疗。恶露的颜色也是因人而异的。

怀 孕 之 后

● 产后束腹带

是指产妇在分娩后用的一种绑在腹部的带子，宽度大约为 30 厘米，与腰椎间盘突出患者佩戴的医疗用腰部保护带形状相似。产妇在分娩后往往行动不便，特别是在剖腹产后，戴上产后束腹带，行动起来会相对更方便（都很疼）。刚分娩完的产妇仍像怀孕中期的孕妇一样，肚子向外凸出。要想子宫恢复到原来大小，至少需要一个月时间。虽然广告说产后束腹带"有助于恢复子宫，还有助于减肥"，但这些说法都有些夸大了。如果产妇过于依赖束腹带，反而会使腰部肌肉力量变弱，甚至退化萎缩。因此，产后束腹带并不建议长时间佩戴。

● 产后腹直肌分离

受怀孕影响，腹直肌将向两侧扩张 3 厘米以上。分娩过后，在做仰卧起坐的同时按压肚脐，如果凹进去的宽度超过 3 根手指，且分娩后长时间仍然无法恢复，那就有可能患上了产后腹直肌分离症。这种问题严重时，可能会脱肠，所以一定要及时去医院。

关于哺乳

● 完全母乳喂养

完全不用奶粉喂养。有些人是本意如此，也有些人是因为婴儿拒绝接受奶瓶而无奈如此。母乳喂养不一定是母亲直接给婴儿喂奶，还可以事先将母乳用吸奶器吸出，冷藏在冰箱中，喂给婴儿时加热即可。都说母乳喂养对妈妈有好处，外出时不需要带奶粉、热水、奶瓶等，能减轻妈妈的负担。但不管是母乳喂养还是奶粉喂养，只要带孩子出门，行李必定是一大包。去掉这一点不算优点的优点，剩下的好像都是缺点了。比如，妈妈一天要给孩子喂好几次奶，脖子、肩膀和腰都会酸痛，有的人还会患上乳腺炎，就像被针扎一样痛苦不堪。和喂奶粉不同，喂母乳时，婴儿到底吃了多少奶，妈妈根本无法判断，因此经常会产生"我到底有没有把孩子喂饱"的怀疑。此外，我们的公共空间中提供母乳喂养室的很少，除了大型商场，几乎没有其他地方可以在外出时喂奶。

- ### 乳头混淆

  是指婴儿将母亲的乳头和奶瓶的奶嘴混淆的现象。吃母乳时，婴儿要用力吸吮才能喝到，而用奶瓶喝奶时则要容易得多。因此，如果轮流用奶瓶和母乳喂新生宝宝，就可能会让宝宝只愿意选择一种喂养方式：有的宝宝拒绝吃母乳，只愿意用奶瓶；有的则会拒绝接受奶瓶，只愿意吃母乳。

- ### 哺乳间隔

  指的是每两次哺乳之间的时间间隔。刚出生的婴儿吃不了多久母乳就会睡着，但是睡着的时间也不长，过不了多久就会醒来，妈妈又必须再次喂奶。所以专家建议，每一次哺乳都要尽量增加时长，让宝宝尽量一次性吃饱喝足。将哺乳间隔延长到 3 个小时，不仅可以提高宝宝的睡眠质量，还可以减少妈妈喂奶的次数，让妈妈可以不

怀 孕 之 后

那么辛苦。3个小时的哺乳间隔并不是统一标准，建议妈妈根据自己和宝宝的具体情况，找到最适合自己和宝宝的周期就可以了。但是大家好像都太过于紧张了，以为哺乳间隔没能加长到3个小时就是错的，还因此十分着急。实际上，上一次吃完奶到下次吃奶之前间隔的时间，比吃奶时间与打嗝时间加起来更长就可以了。

图书在版编目（CIP）数据

怀孕之后 /（韩）禹娥煐著；张绮蓝译. -- 北京：
北京日报出版社，2021.3
　ISBN 978-7-5477-3923-5

　Ⅰ．①怀… Ⅱ．①禹… ②张… Ⅲ．①妊娠期－妇幼
保健－基本知识 Ⅳ．①R715.3

中国版本图书馆CIP数据核字（2021）第037976号

北京版权保护中心外国图书合同登记号：01-2020-3734

怀孕之后

出版发行：北京日报出版社
地　址：北京市东城区东单三条8-16号东方广场东配楼四层
邮　编：100005
电　话：发行部：（010）65255876
　　　　　总编室：（010）65252135
印　刷：天津创先河普业印刷有限公司
经　销：各地新华书店
版　次：2021年3月第1版
　　　　　2021年3月第1次印刷
开　本：880毫米×1230毫米　1/32
印　张：9.5
字　数：303千字
定　价：52.00元

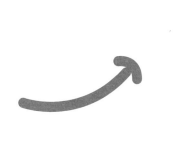